馬王堆出土文献訳注叢書
却穀食気・導引図・養生方・雑療方

馬王堆出土文献訳注叢書編集委員会編
白杉悦雄・坂内栄夫 著

東方書店

まえがき

一九七三年末から翌年初頭にかけて、中国湖南省長沙市の馬王堆三号漢墓から、大量の帛書・竹簡・木簡が出土した。出土した文物の中には一五種の古医書も含まれていた。本書に収める『却穀食気』『導引図』『養生方』『雑療方』は、その古医書の一部である。なお、一五種の古医書には、もとは書名がなく、『却穀食気』等の書名は、馬王堆帛書整理小組が内容に基づいて仮に与えたものである。

三号漢墓からは、被葬者の埋葬年月日を記した木牘も出土しており、前一六八年に埋葬されたことが判明している。したがって、馬王堆医書の抄録年代の下限はそれ以前ということになる。上限については、各書に相違が見られるが、おおまかには戦国末期から秦漢の際、すなわち前四世紀から前三世紀頃の写本と推定されている。

本書に収める『却穀食気』について言えば、書中で秦の始皇帝嬴政（前二四六―前二一〇）の「政」字を避けて、「正陽」を「端陽」に改めている。また、『導引図』は、『却穀食気』と同じ帛書の上に描かれている。したがって、両篇は、秦人の写本であると推定することができる。

『養生方』と『雑療方』は、『胎産書』と同じ帛書の上に筆写されているが、『胎産書』では漢の高后呂雉（前一八七―前一八〇在位）の「雉」が避けられていない。また、馬王堆帛書整理小組によれば、字体は雲夢睡虎地秦簡の字体に近い。したがって、『養生方』と『雑療方』は、漢の呂后の執政期間あるいはそれ以前の抄録と考えられる。

本訳注の作成に当たっては、坂内栄夫と白杉悦雄が分担して、訳注の草稿を各自に作成し、持ち寄って相互に検討を加えた後、文体の統一をはかった。各自の分担部分は以下の通りである。

坂内栄夫　『却穀食気』
『養生方』（一部）
『雑療方』
白杉悦雄　『導引図』
『養生方』

目次

解　題

『却穀食気』

『却穀食気』は、馬王堆三号漢墓から出土した医帛書の一篇である。一枚の帛書（縦約五〇センチメートル、横約一四〇センチメートル）に『陰陽十一脈灸経』乙本および『導引図』とともに書かれており、その冒頭に置かれている。九行にわたり、原書の総字数は推定約四〇〇字、現存字数は二六〇字余りである。字体は篆書の名残りをとどめた隷書である。もと書名はなく、その内容から仮に『却穀食気』と命名された。

「却穀」は「辟穀」「絶穀」「休糧」ともいい、濁った気からなる穀物を食べずに、清らかな気からなる柏実・茯苓・石韋などを代わりに食べて、体内の気を純化する神仙技法の一つである。「食気」は「服気」ともいい、天の清らかな気を体内に取り入れる呼吸法である。本篇で述べられている呼吸法は、『楚辞』遠游および『陵陽子明経』に見えるものと類似している。本篇もそうであるが、『荘子』逍遥游篇にも「五穀を食らわず、風を吸い露を飲み、雲気に乗り飛龍を御して、四海の外に遊ぶ」とあるように、「却穀」と「食気」は一連の神仙技法として捉えられるものである。

『導引図』

本図は、馬王堆三号漢墓から出土した古医書の中に含まれる一幅の帛画である。復原された帛（絹）は、縦が約五〇センチメートル、横が約一四〇センチメートルで、その前段四〇センチメートルには、整理小組によって『却穀食気』『陰陽十一脈灸経』乙本と命名された二種の古医書が記載され、後段一〇〇センチメートルには、四四体の人物の図像が上下四段に配されて、彩色画で描かれていた。四四図の中、三一図には題記があり、その一つは「熊経」と題され、『荘子』刻意篇の文章と一致することから、『導引図』と命名された。本図は、現在までに発現した中で最も年代の古い導引の図である。

導引（道引とも書く）は、『荘子』刻意篇に見えるように、先秦時代から長生の術として伝えられてきたものであるが、漢代にはすでに医学の一科としても認知されていた。『黄帝内経素問』異法方宜論篇や血気形志篇では、導引と按摩が鍼・灸・毒薬・砭石などの治療法と同列に扱われている。また、『漢書』芸文志の方技略は、神僊家に「黄帝雑子歩引十二巻」を著録している。この書も導引に関する書物であろうと推定されている。

導引動作の名称は、古い歴史をもっている。『荘子』刻意篇には、呼吸法の「吹呴呼吸、吐故納新」の他に、「熊経」「鳥申」という動作の名称が見えている。『淮南子』精神訓には、さらに「鳧浴《ふよく》」「猨玃《えんかく》」「鴟視《しし》」「虎顧《ここ》」の四つの名称が加わる。後漢末に華佗が、古代の導引法に基づいて「虎・鹿・熊・猨・鳥」の「五禽戯」に整理したことは、よく知られている。『抱朴子』雑応になると、「龍導」「虎引」「熊経」「亀咽」「燕飛」「蛇屈」「鳥伸」「猿據」「兔驚」などの名称が見られる。

これらの名称のうち、「熊経」は『導引図』と張家山『引書』の両者に見える。「鳥伸（申）」については、『導引図』の「□信（伸）」及び『引書』の「鶏信（伸）」がこれに相当するであろうと指摘されている。『淮南子』の「鳧浴」を『引書』は「鳧沃」に作る。『淮南子』の「猨玃」が『抱朴子』の「猿據」であるとすれば、『引書』の「受據」（受は爰の誤記）がこれに相当すると考えられる。「虎顧」も『引書』に見える。『荘子』と『淮南子』に見える名称のうち、「鴟視」だけは『導引図』にも『引書』にも見えない。ただ、『導引図』の「鸇《せん》」がこれに相当するかもしれない。「鸇」も「鴟」も猛禽類の一種である。

『導引図』の各図には、わずか数文字の題記があるだけで、各図の動作についての説明文はない。また、各図の間にも連続的な関係は認められない。したがって、単独の静止画から実際の術式を推測することは、ほとんど不可能である。

一九八三年末から一九八四年初めにかけて、湖北省江陵にある張家山前漢墓から大量の竹簡が出土した。その中のM二四七号墓から出土した竹簡に、『引書』という題名をもつ、導引に関する書が含まれていた。この墓の埋葬年代は、前漢の呂公の時期、紀元前一八〇年代と推定され、馬王堆三号墓よりはやや古いが、『導引図』と『引書』はほぼ同じ時代のものと考えられ、相互に参照できるものである。『導引図』には説明文がなく、『引書』には説明文はあるが図像がない。また、両者にはかなりの異同があるが、なお相互に対照して得るところは多い。

『養生方』

『養生方』は、馬王堆三号漢墓から出土した医帛書の一篇である。一枚の帛書に『雑療方』および『胎産書』とともに書かれており、『養生方』はその冒頭に置かれている。『養生方』は、正文と目録および図から構成されている。現存する正文は、二一九行にわたり、原書の総字数は推定約六〇〇〇字、現存字数は約三四〇〇字である。正文の後には目録が置かれ、三二の標題が記されていたと推定される。また、正文と目録の境目の下方には、女性の外陰部を描いたと思われる図があり、部位名称と考えられる文字が記入されている。字体は雲夢睡虎地秦簡の字体に近い。もと書名はなく、その内容から仮に命名された。

『養生方』は、三二の小標題のもとに一ないし一七の方および論述を収める、補益・強壮をはじめとする多方面にわたる養生のための処方集である。現存するものは七九方であるが、その多くは薬名・製薬方および服薬方とその効能を述べる。また、房中にかんする記述もあり、伝世の房中書との関係もうかがわれる。

『雑療方』

『雑療方』は、馬王堆三号漢墓から出土した医帛書の一篇である。一枚の帛書に『養生方』および『胎産書』とともに書かれており、『雑療方』はその中間に置かれている。本書は冒頭部分が欠損しているため、総行数は不明である。現存部分の行数は七九行、現存字数は九九〇字である。また、小標題も目録も記載されていない。字体は雲夢睡虎地秦簡の字体に近い。もと書名はなく、その内容から仮に命名された。

『雑療方』の現存部分の内容は、おもに六つの方面に分かれる。第一は「益気」、すなわち体内の気を補益する方。第二は「内加」と「約」、すなわち男性の強壮方と女性の刺激興奮方。第三は「禹蔵埋胞図法」、すなわち胞衣《えな》を埋める方角を知るための方法。第四は「益内利中」、すなわち体内の気を養い増やす方。第五は蜮《よく》や蝮や蜂に刺されたときの治方と刺されないための呪方。第六は残欠のため、主治のわからない処方である。

凡例

1　底本には、『馬王堆漢墓帛書（肆）』（文物出版社、一九八五）所載の馬王堆帛書整理小組による釈文を使用し、図版と対照した。

2　本書は、本文・訓読・注釈・口語訳の各パートから構成される。また順序も上記の通りである。

3　本文について

(a)字体は、原字を楷書化した旧字体（諸橋『大漢和辞典』に準拠）を使用した。

本文中の仮借字・省字・錯字・奪字・衍字はそのままとし、改めなかった。

(b)文字が残欠している場合は、一字の残欠は記号□を使用し、二字の場合は□□、三字以上でも文字数がわかる場合は□を重ね、字数不明の場合は記号▨で示した。

(c)脱字や残欠文字を補う場合は〔　〕の中に入れた。

重文符号（おどり字）あるいは合文符号の「=」は、文字・字句に改めた。

(d)検索の便宜上、『養生方』の本文には、三二の小標題ごとに一連の番号を付し、『雑療方』の本文には、通し番号を付した。

4　訓読について

(a)本文と同じ旧字体の漢字を使用したが、かな遣いは現代かな遣いにした。

(b)異体字・俗字・仮借字・省字等の場合は何の異体字・俗字・仮借字・省字であるかを（　）の中に入れて示し、錯字の場合は〈　〉の中に正字を入れた。
(c)文字が残欠している場合は、一字の残欠は…、二字以上は……で示した。
(d)本文に〔　〕で補った部分は、訓読でもそれと分るように〔　〕で括った。

5　注釈および口語訳について

(a)漢字は常用漢字を、かな遣いは現代かな遣いを用いた。ただし、注釈内の引用文は、旧字体の漢字を用いた。また、紙数の都合上、引用文の訓読は行わなかった。
(b)口語訳にあたって、訳者が補ったものは（　）の中に入れた。
(c)本書の注釈を作成するにあたっては、主に以下の四書を参照した。注釈文中に「一説は……と解している」とあるときは、これらの編著者の説であることが多い。

馬王堆漢墓帛書整理小組　編『馬王堆漢墓帛書　肆』文物出版社、一九八五年
周一謀・蕭佐桃　主編『馬王堆医書考注』楽群文化事業公司・天津科学技術出版社、一九八九年
魏啓鵬・胡翔驊『馬王堆漢墓医書校釈』(二)成都出版社、一九九二年
馬継興『馬王堆古医書考釈』湖南科学技術出版社、一九九二年

却穀食氣

●去（一）穀者食石韋（二）。朔（三）日食質（四）、日駕一節（五）、旬五（六）而〔止。旬〕六始銚（七）、日□〔一〕節（八）、至晦（九）而復質、與月進退（一〇）。爲（一一）首重足輕體軫（一二）、則昫炊（一三）之、視利止（一四）。

食穀（一五）者食質而□、食〔氣〕者（一六）爲昫炊、則以始臥與始興（一七）。凡昫中息（一八）而炊。年廿〔者、朝廿暮廿（一九）、二日之〕莫二百。年卅者、朝卅莫卅、三日之莫三百。以此數誰（二〇）之。

春食（二一）、一（二二）去濁陽（二三）、和以〔銚〕光（二四）朝暇（二五）。〔昏清（二六）〕可。夏食、一去湯風（二七）、和以朝暇行暨（二八）。昏〔清可。秋食、一去〕□□霜霚、霜霚和以輸陽銚（二九）〔光〕。昏清可。冬食、一去凌陰（三〇）、〔和以〕〔端〕陽（三一）銚光輸陽輸陰（三二）。〔昏清可〕。

□□□□□〔者〕、□四塞（三三）、清風折首（三四）者也。●霜霚者、□□□□□□□。濁陽者、黑四塞、天之亂氣也（三五）。及日出而霚（三六）也。〔湯風者〕、□風也。熱而中（三七）人者也。日□。〔凌陰〕者、入骨□□〔也〕。〔此五〕者（三八）不可食也。

●朝暇者、□□□□□□□□□□□□□□□者、日出二干（三九）、春爲濁□□□□□雲如蓋（四〇）、蔽□□□□者〔也〕。□□者、苑□□□□□□夏昏清風也。

●凡食□□□□□□□□□□□□□□□□□〔食穀者食方、食〕氣者食員。員者天也。方〔者地也（四一）〕。□□□者北鄉□□□□□□□□多食。●□□□□□□□□□□□□□□□□□□□□則和以端陽（四二）。夏氣暇□□□□□□□□□□□□□多陰、日夜分□□□□□□□□□□□□□□□□□□□□□□□□□□□□□〔爲〕青附（四三）、青附卽多朝暇。朝失（四四）氣爲白〔附〕、白〔附〕卽多銚光。昏失氣爲黑附、黑附卽多輸□。□□□□□□□□□得食毋食▨。

●穀を去《しりぞ》（却）くる者は石韋を食らう。朔日に質を食らい、日に一節を駕（加）え、旬五にして〔止む。旬〕六にして始めて銚《へら》し、日に〔一〕節を…、晦に至りて質に復し、月と與《とも》に進退す。爲《も》し首重く足輕く體（體）軫《しん》（胗）あれば、則ち之を昫《く》〔呴〕炊〔吹〕し、利を視れば止む。

穀を食らう者は質を食らいて…、〔氣〕を食らう者は昫〔呴〕炊〔吹〕を爲すに、則ち始めて臥すると始めて興くるを以てす。凡そ昫〔呴〕して中息して炊〔吹〕く。年廿なる者は、朝に廿たび暮れに廿たびし、二日の莫〔暮〕れに二百たびす。年卅なる者は、朝に卅たび莫〔暮〕れに卅たびし、三日の莫〔暮〕れに三百たびす。此の數を以て之を誰《お》〔推〕す。

春に食らうは、一《すべ》て濁陽を去り、和するに〔銚〕光、朝暇〔霞〕を以てす。〔昏清〕も可なり。夏に食らうは、一て湯風を去り、和するに朝暇〔霞〕、行暨《こうき》を以てす。昏〔清も可なり。秋に食らうは、一て〕……、霜霚〔霧〕を〔去り〕、霜霚〔霧〕和するに輸陽、銚〔光〕を以てす。昏清も可なり。冬に食らうは、一て凌陰を去り、〔和するに端〕陽、銚光、輸陽、輸〈渝〉陰を〔以てす〕。〔昏清も可なり〕。

……〔なる者は〕、…四塞する、清風の首を折る者なり。●霜霚〔霧〕なる者は、……。濁陽なる者は、黑く四塞する、天の亂氣なり。日出づるに及びて霚〔霧〕かかるなり。〔湯風なる者は、〕…風なり。熱くして人に中《あ》たる者なり。日…。〔凌陰〕なる者は、骨…に入る…〔なり〕。〔此の五〕者は食らうべからざるなり。

●朝暇〔霞〕なる者は、……。……なる者は、日出づること二干〔竿〕、春は濁…と爲し、……雲は蓋の如く、……を蔽う者〔なり〕。……なる者は、苑……夏の昏の清風なり。

●凡そ……を食らう……。〔穀を食らう者は方を食らい〕、氣〔を食らう者〕は員〔圓〕を食らう。員〔圓〕なる者は天なり。方〔なる者は地なり〕。……なる者は北に鄉《む》〔嚮〕かい……食らうこと多し。●……則ち和するに端陽を以てす。夏氣暇〔霞〕……陰多く、日夜分れて……青附〔と爲る〕。青附は卽ち朝暇〔霞〕多し。朝に氣を失いて白〔附〕と爲る。白〔附〕は卽ち銚光多し。昏に氣を失いて黑附と爲る。黑附は卽ち輸…多し。……食らうを得るも食らう毋かれ、……

【注釈】

（一）去穀——本文は「去」に作るも、馬王堆漢墓帛書整理小組注（以下、整理小組注と略称する）に従い、「却」と解する。『老子』四六章、「天下有道、却走馬以糞、天下無道、戎馬生於郊」。『經典釋文』巻二五「却、除也」。「穀」を「却《のぞ》く」とは、体内の気を清浄に純化するため、濁った気からなる穀物を摂取せず、清らかな気からなると考えられていた柏実・茯苓・石韋などを食することである。辟穀・絶穀・休糧などとも言う。『莊子』逍遙游篇、「藐姑射之山、有神人居焉、肌膚若冰雪、淖約若處子、不食五穀、吸風飲露、乘雲氣御飛龍、而遊乎四海之外」。『史記』巻五五・留侯世家、「留侯乃稱曰……願弃人閒事、欲從赤松子游耳、乃學辟穀道引輕身」。また、『抱朴子』至理篇、「夫炁出於形、用之其效至此、何疑不可絶穀治病、延年養性乎」。また、北宋の張君房によって編纂された『雲笈七籤』には、『食氣絶穀法』（巻三六）、『神仙絶穀食氣經』（巻五九）等の辟穀を説く文献が収められている。

（二）石韋――『政和本草』巻八・草部中品之上引く『神農本草經』、「石韋。味苦、平。主勞熱邪氣、五癃閉不通、利小便水道」。同じく引く『名醫別錄』、「甘、無毒。止煩、下氣、通膀胱滿、補五勞、安五藏、去惡氣、益精氣」。また、仙薬としては、『抱朴子』仙藥篇、「仙藥之上者丹砂也、次則黃金、次則白銀、……次則松柏脂・茯苓・地黃・麥門冬・木巨勝・重樓・黃連・石韋・楮實・象柴、一名托盧、是也」と名前が見えている。一説に、人名を言う場合もある。『山海經』大荒西經、「有人名曰石韋、來風曰韋、處西北隅、以司日月之長短」。なお、整理小組注は「ここの石韋は一種の気を指しているのかもしれない」と指摘する。

（三）朔日――朔は、陰暦の月初めの日。『說文解字』、「朔、月一日、始蘇也」。段玉裁注「日部曰、晦者月盡也、盡而蘇矣」。また、『尙書』舜典、「正月上日、受終于文祖」。傳「上日、朔日也」。正義「月之始日、謂之朔日」。

（四）質――整理小組注は「質」を実質・物質の意に解している。『周易』繫辭傳下、「易之爲書也、原始要終、以爲質也」。韓康伯注「質、體也」。『禮記』禮運、「五行以爲質、禮義以爲器」。正義「質、體也」。この場合は、石韋のある部分（茎や葉）を指すか。また、「質」を面積の単位と考え、四平方寸と解することもできる。『周禮』天官・司裘、「王大射、則共虎侯・熊侯・豹侯、設其鵠」。鄭玄注引く鄭司農注「方十尺曰侯、四尺曰鵠、二尺曰正、四寸曰質」。後世の例であるが、石韋を服用するときは、葉を採って陰干ししてから用いるとされているから、質を四平方寸の石韋と解することも可能ではある。しかし、薬剤の量は、「三指撮」などが用いられており、なお検討の余地がある。『政和本草』巻八の石韋の条に引く『名醫別錄』、「二月、採葉、陰乾」。同じく引く『圖經本草』、「二月七月、採葉、陰乾、用。南中醫人、炒末、令酒調服」。

（五）日駕一節――駕は、加えるの意。『莊子』庚桑楚篇、「若趎之聞大道、譬猶飲藥以加病也」。『經典釋文』巻二八、「如字。元嘉本作知病。崔本作駕、云加也」。「節」は、きまり、限度の意。一つの決まった単位・量を言うのであろう。『禮記』樂記、「好惡無節於內、知誘於外、

不能反躬、天理滅矣」。鄭玄注「節、法度也」。『荀子』成相篇、「言有節、稽其實、信誕以分賞刑必」。楊倞注「節、謂法度」。

（六）旬五――旬は、十日。旬五は、十五日のこと。『説文解字』、「旬、偏也、十日爲旬」。『莊子』逍遙游篇、「夫列子御風而行、冷然善也、旬有五日而後反」。成玄英疏「旬、十日也」。

（七）鈂《こう》――「鈂」字は、化学元素ラジウム（Ra）の旧称として用いられた文字であり、古典籍中には用いられない。よって、整理小組注に従い、「匡《きょう》」と解する。ここの匡は、『國語』越語下「陽至而陰、陰至而陽、日困而還、月盈而匡」の韋昭注に「匡、虧也」というように、かける・へるの意である。

（八）日□一節――整理小組注の言うように、欠字には「去」「損」などの字が入ると思われる。唐代の用例ではあるが、「服氣」を行う際徐々に服食を減らしていく事について、次のように述べている。『服氣精義論』服氣論、「服氣之始、亦不得頓絶其藥食。宜日日減藥食、漸漸加氣液、知氣候（液？）流通、體藏安穩、乃可絶諸藥食、仍須兼膏餌、勿食堅澁滓滯冷滑之物」。

（九）晦――晦は、みそか、陰暦で月の最後の日。『説文解字』、「晦、月盡也」。『春秋左傳』成公十六年、「陳不違晦」。杜預注「晦、月終、陰之盡」。

（一〇）進退――進退は、ここでは増減の意。『周禮』秋官・小司寇、「孟冬祀司民、獻民數於王、王拜受之、以圖國用而進退之」。鄭玄注「進退猶損益也」。

（一一）爲――爲は、もし、仮設の詞。『國語』晉語八、「文子曰、止、爲後世之見之也、其斲者仁者之爲也、其礱者不仁者之爲也」。韋昭注「爲、使也」。

（一二）軫――「軫」は「胗」。胗は、疹に通ずる。疹にはいくつかの意味があり、整理小組注は久病と解するが、ここはむしろ発疹のことであろう。『釋名』釋疾病、「疹、診也。有結聚、可得診見也」「胗、展也。癢搔之、捷展起也」。なお、『雲笈七籤』巻六二・姑婆服氣親行要訣問答法に「敢問、從八月九月來鼓聲動、卽行冒寒、卽面項極痒不可忍、以手搔隨手、卽隱軫起如風軫、脚及脛、亦何也」とある。

（一三）呴炊――「呴炊」は「呴吹」。養生延年のために行う特殊な呼吸法のこと。『老子』二九章に「故物或行或隨、或歔或吹、或强或羸」（歔は呴と同じ。河上公本は呴に作る）と見え、『莊子』刻意篇にも「吹呴呼吸、吐故納新、熊經鳥伸、爲壽而已矣、此道引之士、養形之人、彭祖壽考者之所好也」、『淮南子』精神訓、「若吹呴呼吸、吐故内新、熊經鳥伸、鳧蠖躩、鴟視虎顧、是養形之人、不以滑心」と見えている。また、『論衡』道虚篇にも「食氣者、必謂吹呴呼吸、吐故納新也。昔有彭祖嘗行之矣、不能久壽、病而死矣」と見える。呴吹について、『老子』河上公注は「呴溫也、吹寒也、有所溫必有所寒也」と、「呴」は暖かい息を吐き、「吹」は冷たい息を吐くこととする。また、『漢書』巻六四下・王褒傳、「何必偃卬詘信若彭祖、呴嘘呼吸如僑松、眇然絕俗離世哉」。顔師古注「呴嘘、皆開口出氣也。僑、王僑。松、赤松子。皆仙人也」と、河上公注と同じ事を述べている。しかし、先に引いた『莊子』刻意篇の成玄英疏は「吹冷呼而吐故、呴暖吸而納新」と述べ、「吹」とは冷たい息で体内の古い気を吐き出すこと、「呴」は暖かい息で外の新しい気を吸うことという。「呴吹」については、それ以外にも種々の説があり、『却穀食氣』が書かれた時代に、実際にはどのように考えられていたかは、定かではない。なお、後世になると、「吹呴」から「六字氣訣」と呼ばれる道術が発展した。これは「吹・呼・唏・呵・嘘・呬」の六種の発音を伴う呼吸を行うことにより、体内の各部の病気を癒すというものである（『養性延命錄』服氣療病篇第四、『千金要方』巻二七・養性・調氣法第五ほか）。また、この呼吸法は天台智顗の『摩訶止觀』巻八上にも取り入れられている。

（一四）利――利は、ここでは、好転する・癒えるの意で使われていると解する。『尙書』盤庚中「厥攸作、視民利用遷」。傳「其所爲、視民有利、則用徙」。『荀子』榮辱篇、「以治情則利、以爲名則榮」。楊倞注「利、益也」。『漢書』巻一下・高帝紀、「（九年）十一月、徙齊楚大族昭氏屈氏景氏懷氏田氏五姓關中、與利田宅」。顔師古注「利謂便好也」。

（一五）食穀者――古くから食する物によって寿命や生態が異なるとされ、気を食する者は長寿を保ち、不死となると考えられてきた。『大戴禮記』易本命篇、「是故食水者善游能寒、食土者無心而不息、食木者多力而拂、食草者善走而愚、食桑者有絲而蛾、食肉者勇敢而捍、食穀者智慧而巧、食氣者神明而壽、不食者不死而神」。『淮南子』地形訓、「食水者善游能寒、食土者無心而慧、食木者多力而㚇、食草者善走而愚、食葉者有絲而蛾、食肉者勇敢而悍、食氣者神明而壽、食穀者智慧而夭、不食者不死而神」。『論衡』道虛篇、「道家相誇曰、眞人食氣、以氣而爲食、故傳曰、食氣者壽而不死、雖不穀飽、亦以氣盈」。『抱朴子』雜應篇、「又云、食草者善走而愚、食肉者多力而悍、食穀者智而不壽、食氣者神明不死。此乃行氣者一家之偏說耳、不可便孤用也」。また、『養性延命錄』教誡篇にも『孔子家語』執轡篇からの引用として「食肉者勇敢而悍、食氣者神明而壽、食穀者智慧而夭、不食者不死而神」と『淮南子』と同文を引く。なお、『太平御覽』巻六六九・服餌上に「吐納經曰、八公有言、食草者力、食肉者勇、食穀者智、食氣者神」とあるのも参照。

（一六）食氣者――整理小組注に従い、「氣」の字を補って解釈する。食気は、服気と同じ、天地の精気を体内に取り入れること。古くは『山海經』大荒北經に「有繼無民、繼無民任姓、無骨子、食氣魚」とあり、郝懿行は「食氣魚者、此人食氣兼食魚也」と注する。また、『論衡』道虛篇、「聞食氣者不食物、食物者不食氣、若士者食物、如不食氣、則不能輕擧」。服気の道術は、上清派以後の道教では非常に重視されるようになり、そのため『正統道藏』中には服気を説く経典が多数存在している。

（一七）興——興は、寝床から起きること。『説文解字』、「興、起也」。『毛詩』衞風・氓、「夙興夜寐、靡有朝矣」。鄭玄箋「無有朝者、常早起夜臥、非一朝然」。

（一八）中息——中息は、途中でやめること、中絶。『文選』巻一八・馬融「長笛賦」、「蓋滯抗絶、中息裝更」。南朝・宋武帝「與臧燾書」、「良由戎車屢警、禮樂中息、浮夫恣志、情與事染、豈可不敷崇墳籍、敦厲風尚」。『宋書』巻五五「臧燾傳」など。

（一九）年廿者朝廿暮廿——ここは異なり、年齢とは関係なく、月による規定ではあるが、『雲笈七籤』巻六一・十二月服氣法に「正月、朝食陽氣一百六十、暮食陰氣二百。二月朝食陽氣一百八十、暮食陰氣一百八十……」とある。

（二〇）誰——誰は、推の仮借字。『釋名』釋言語、「誰、推也」。『淮南子』原道訓、「是故天下之事、不可爲也、因其自然而推之」。高誘注「推、求也、擧也」。

（二一）春食——四季それぞれの時節に「濁陽」「湯風」「霜霧」「凌陰」などの悪気を避けることについては、同じく馬王堆漢墓から出土した『十問』に、「食氣有禁、春避濁陽、夏避湯風、秋避霜霧、冬避凌陰、必去四咎、乃深息以爲壽」と同じ内容が見えている。なお、『雲笈七籤』巻五九・王説山人服氣新訣は、当今の服気者が時節にあわせて実践していない事を批判して「古經法、皆有時節行之、今議食氣、不復以時節也」という。

（二二）一——一は、皆・すべて・もっぱらの意。『大戴禮』衞將軍文子篇、「若吾子之語審茂、則一諸侯之相也、亦未逢明君也」。盧辯注「一、皆也」。『後漢書』巻六・順帝紀、「四年春正月……其閻顯江京等知識婚姻禁錮、一原除之」。李賢注「一猶皆也」。また、『禮記』禮運、「欲一以窮之、舍禮何以哉」。正義「一謂專一」。

（二三）濁陽——濁陽は、後文に「濁陽者、黑四塞、天之亂氣也、及日出而霧也」とあり、天地に充満する黒い悪気と説明されている。

（二四）銚光——銚光は、不明。整理小組注は「銚」を「匡」と解しており、「匡」の字義から考えると、缺光・汚光の意か。後文の「朝霞」・「正陽」などの例から考えると、一日のうちのいずれかの時刻の気であろう。或いは、「銚」は「黄」の仮借、即ち黄昏時の太陽が西に傾いた黄色の気を意味するか。

（二五）朝暇——「暇」は「霞」。朝霞は、朝やけの赤黄い気のこと。『楚辭』遠游、「餐六氣而飲沆瀣兮、漱正陽而含朝霞」。王逸注「陵

陽子明經言、春食朝霞、朝霞者、日始欲出赤黃氣也。秋食淪陰、淪陰者、日沒以後赤黃氣也。冬飮沆瀣、沆瀣者、北方夜半氣也。夏食正陽、正陽者、南方日中氣也。并天地玄黃之氣、是爲六氣也」。また、『莊子』逍遙游篇、「若夫乘天地之正、而御六氣之辯、以遊无窮者、彼且惡乎待哉」。成玄英疏「六氣者、李頤云、平旦朝霞、日午正陽、日入飛泉、夜半沆瀣、竝天地二氣爲六氣也」。

（二六）昏清――昏は、日暮れ・日没時。『說文解字』、「昏、日冥也」。清は、清旦と解する。清旦は、早朝。『列子』說符篇、「昔齊人有欲金者、清旦衣冠而之市、適鬻金者之所」。

（二七）湯風――湯風は、後文に「湯風者、…風也。熱而中人也」と見えるように、夏の熱風や熱気であろう。また、「湯風」の語は『太平御覽』卷九・風に引く『山海經』、「又曰、大極山東有溫水湯風、不可過也」とある。

（二八）行暨――行暨《こうき》は、沆瀣《こうがい》と同じ、北方夜半の気。前注（二五）引く『楚辭』遠遊の王逸注を參照。また、『漢書』卷五七下・司馬相如傳、「呼吸沆瀣兮餐朝霞、咀噍芝英兮嘰瓊華」の顏師古注も「應劭曰、列仙傳陵陽子言、春食朝霞、朝霞者、日始欲出赤黃氣也。夏飮沆瀣、沆瀣、北方夜半氣也。并天地玄黃之氣爲六氣也」と、王逸注とほぼ同じ『陵陽子明經』の文章を引用している。ただし、現行の『列仙傳』には上記の文章は存在していない。

（二九）和以輪陽銚光――本文は「和」字の前に「霜霧」二字を重出するが、整理小組注に従い、衍字と見て訓読では削除する。また、「銚」字の後には「光」字が脱落していると解し、補う。輪陽は、不明。一説は、輪は渝《ゆ》に通じるとし、陰（夜）から陽（昼）に変わる時とも解せる。『爾雅』釋言、「渝、變也」。

（三〇）凌陰――「凌陰」は、後文に「凌陰者、入骨……也」とあるが、欠字があり意味は不明。「凌」は、氷のこと。『初學記』卷七・冰引く『風俗通』、「積冰曰凌、冰壯曰凍」。『文選』卷十五・張衡「思玄賦」、「魚矜鱗而并凌兮、鳥登木而失條」。李善注「凌、冰也」。「陰」は、ここでは夜間を意味していると解する。『禮記』祭義、「日出於東、月生於西、陰陽長短、終始相巡、以致天下之和也」。正義「陰謂夜也、陽謂晝也」。したがって、凌陰は、凍りつくような寒い冬の夜の、骨に染み入るような冷たい気を意味する。なお、「凌陰」には、氷室の意味もある。『詩經』豳風・七月、「三之日納于凌陰」。毛傳「凌陰、冰室也」。ただし、ここはその意味ではないだろう。

（三一）端陽――本文は「端」字を欠く。整理小組注に従い、欠字を「端」字と解し、補う。端陽は、正陽で、南方の日中の気のこと。前注（二五）及び後注（四二）を參照。

（三二）輪陰――輪陰の「輪」は、「淪」字の譌と解する。淪陰は、日沒以後の赤黃の気である。前注（二五）引く『楚辭』遠游の王逸注を參照。

（三三）四塞――四塞は、四方に充満すること。『史記』巻一一七・司馬相如傳、「旁魄四塞、雲專霧散、上暢九垓、下泝八埏」。また、『漢書』巻九八・元后傳、「元帝崩、太子立、是爲孝成帝、……其夏、黃霧四塞終日」。

（三四）清風折首――「清風」には、万物を養い育てる清微な風の意味がある。『詩經』大雅・烝民、「吉甫作誦、穆如清風」。毛傳「清微之風、化養萬物者也」。また、秋の涼風を意味する。『太平御覽』巻九・風引く楊泉『物理論』、「秋氣勁、其風清以貞、淸風也」。「淸」は、冷の意。『黃帝内經素問』五藏生成篇、「腰痛、足淸、頭痛」。王冰注「淸亦冷也」。ここでは、悪気について言われているから、秋に吹く寒冷な風と解する。『漢書』司馬相如傳第二十七下、「祝融警而蹕御兮、淸氣氛而后行」。顏師古注「氛、惡氣也」。「折首」は、首を断ち切ること。『周易』離卦、「上九、王用出征、有嘉折首」。正義「以出征罪人、事必剋獲。故有嘉美之功、所斷罪人之首、獲得匪其醜類、乃得无咎也」。

（三五）天之亂氣也――乱気は、天地間の陰陽の気が乱れたもの。『論衡』感類篇、「伊尹死、大霧三日。大霧三日、亂氣也、非天怒之變也」。人体の場合は、『黃帝内經靈樞』陰陽清濁篇、「受穀者濁、受氣者淸、淸者注陰、濁者注陽、濁而淸者上出于咽、淸而濁者則下行、淸濁相干、命曰亂氣」。

（三六）霧――「霧」は「霧」。霧も、陰陽の気が乱れたものと考えられていた。『淮南子』天文訓、「陰陽相薄、感而爲雷、激而爲霆、亂而爲霧」。『初學記』巻二・霧引く『春秋元命包』、「霧、陰陽之氣、陰陽怒而爲風、亂而爲霧」。

（三七）中――中は、傷つける・損なうの意。『淮南子』原道訓、「是故好事者未嘗不中、爭利者未嘗不窮也」。高誘注「中、傷也。好爲情蘭欲之事者、未嘗不自傷也」。『後漢書』王允傳第五六、「靈帝責怒讓、讓叩頭陳謝、竟不能罪之、而讓懷協忿怨、以事中允」。李賢注「中、傷也」。

（三八）此五者――整理小組注に従い、「此五」二字を補って解釈する。

（三九）日出二干――干は、竿、竹ざお。朝の太陽が竹ざお二本分の高さにまで昇った時刻の意。『南齊書』巻一二・天文志上、「日光色。永明五年十一月丁亥、日出高三竿、朱色赤黃、日暈、虹抱珥直背」。また、似たような例として『眞誥』甄命授にも「君曰、欲使心正、常以日出三丈、錯手着兩肩上、以日當心、心中閒暖則心正矣、常能行之佳」と太陽が三丈の高さに昇った時に行う道術が見えている。

（四〇）雲如蓋――「蓋」はおおい・ふたの事。『漢書』巻二七中之上・五行志中之上、「大臣不順、國之恥也、不如蓋之」。顏師古注「蓋、謂覆掩其事也」。

（四一）食穀者食方……員者天也、方者地也――本文は「氣者食員、員者天也」だけであるが、この一文は、整理小組注の指摘するように、「食穀者食方。食氣者食員。員者天也。方者地也」となっていたと思われるので、補って解釈する。なお、天が円く地が四角であることは、『太平御覽』巻二・天部に引く『呂氏春秋』、「天道圓、地道方、聖人之所以立上下。天圓謂精氣圓通、周復無雜、故曰圓。地方謂萬物殊形、皆有分職、不能相爲、故曰方。主執圓、臣處方、方圓不易、國乃昌」、（『文選』巻四七・三國名臣序贊「中古凌犀、斯道替矣」李善注引『呂氏春秋』同所高誘注、「上君也。下臣也」）、『淮南子』天文訓、「天道曰圓、地道曰方、方者主幽、圓者主明」、『大戴禮記』曾子天圓、「天之所生上首、地之所生下首、上首之謂圓、下首之謂方、如誠天圓而地方、則是四角之不揜也」などを参照。

（四二）端陽――端陽は、正陽のこと。秦の始皇帝の諱《いみな》である「政」を避けて「端」に作ったもの。『史記』巻一六・秦楚之際月表、「端月」索隠「二世二年正月也。秦諱正、故云端月也」。

（四三）青附――以下に見える「青附」「白附」「黑附」の意味は、不明。あるいは、「赤附」と「黃附」を加えて、五行説で「朝霞・輪陽・端陽・銚光・輪陰・行暨」六気の性質と転変を説明するものか。

（四四）失――整理小組注は、「失」は「佚」で、「逸」に通じるという。『莊子』徐無鬼篇、「天下馬有成材、若卹若失」。『經典釋文』、「若失音逸、司馬本作佚」。『漢書』巻九七下・外戚傳・孝元馮昭儀傳、「建昭中、上幸虎圈鬪獸、後宮皆坐、熊佚出圈、攀檻欲上殿」。顏師古注「佚字與逸同」。逸は、なくなる・にげるの意。『左傳』桓公八年、「戰于速杞、隨師敗績、隨侯逸」。杜預注「逸、逃也」。『後漢書』巻七九上・儒林傳序、「及光武中興、愛好經術、未及下車、而先訪儒雅、採求闕文、補綴漏逸」。

【口語訳】

穀物を食べないようにしようとする者は石韋を食べる。月の初日に質を食べ、日ごとに一節を増やし、十五日で増やすのをやめる。十六日から減らしてゆき、日ごとに一節を（減らし）、月の終わりの日に至って質に戻り、月の満ち欠けとともに増減する。もし頭部が重く、足は軽く、体に発疹ができたら、呴《く》吹の呼吸法を行うとよい。効果が現れたら中止する。

穀物を食べる者は質を食べて…、気を食べる者は呴吹の呼吸法を行い、寝る直前と起きた直後にする。一般的な方法は、呴を行い、途中でやめて、吹を行う。年齢が二十歳の者は、朝に二十回、晩に二十回行い、二日目の晩に二百回行う。

三十歳の者は、朝に三十回、晩に三十回行い、三日目の晩に三百回行う。その他の年齢の者は、この数から類推する。

春に呼吸法を行うときは、必ず黒い天の乱気（濁陽）を避けて、正午過ぎの日盛り時の気（銚光《こうこう》）と日の出時の赤黄色の気（朝霞）を呼吸する。日暮れや早朝の気でもよい。夏に呼吸法を行うときは、必ず熱気（湯風）を避けて、日出時の赤黄色の気（朝霞）と夜半の北方の気（行瞖《こうき》）を呼吸する。日暮れや早朝の気でもよい。秋に呼吸法を行うときは、必ず……と霜霧を避けて、夜から昼へ変わる時の気（輪陽）と正午過ぎの日盛り時の気（銚光）を呼吸する。日暮れや早朝の気でもよい。冬に呼吸法を行うときは、必ず夜の酷寒の気（凌陰）を避けて、正午の南方の気（端陽）と正午過ぎの日盛り時の気（銚光）と夜から昼へ変わる時の気（輪陽）と日没後の赤黄色の気（渝陰）を呼吸する。日暮れや早朝の気でもよい。

……は、…四方に充満している清風で、首を折るものである。霜霧は、……。濁陽は、四方に充満している、黒い天の乱気である。日が昇るに従って霧がかかる。湯風は、…風である。熱気であり、人を損傷するものである。日…。凌陰は、骨……に侵入するものである。（以上の五種の気のときは、）呼吸法を行ってはならない。

朝霞は、……。……は、太陽が竹竿二本分の高さに昇った時、春は濁…となり、……雲は蓋《おおい》のようであり、……を蔽《おお》うのである。……は、苑……夏の黄昏の清風である。

すべて……を食べる者は……。穀物を食べる者は地の気（方）を食べ、呼吸法を行う者は天の六気（円）を食べる。円は天であり、方は地である。……する者は北に向き……多く食べる。……であれば、正午の南方の気（端陽）を呼吸する。夏気の霞は……陰が多く、日夜分れ……青附になる。青附には朝霞が多い。朝方に気がなくなって白附になる。白附には銚光が多い。黄昏に気がなくなって黒附となる。黒附には輪…が多い。……食べられても食べてはならない、……

導引圖

〈目録〉

第一行

一、（欠題）

二、□□

三、□□

四、（欠題）

五、（欠題）

六、折陰

七、（欠題）

八、堂《とう》（螳）狼《ろう》（蜋）

九、（欠題）

一〇、□□

一一、（欠題）

第二行

一二、□

一三、痛明

一四、□□

一五、引穨《たい》

一六、（欠題）

一七、（欠題）

一八、覆（腹）中

一九、（欠題）

二〇、引聾

二一、（欠題）

二二、煩

第三行

二三、引厀《しつ》痛

二四、引胠《きょ》責（積）

二五、鶴□

二六、□□□

二七、蠪（龍）登

二八、僃《ふ》（俛）欮《けつ》（厥）

二九、引項

三〇、以丈（杖）通陰陽

三一、䍃《よう》（鷂）北（背）

三二、信（伸）

三三、（欠題）

第四行

三四、印（仰）謼（呼）

三五、木（沐）侯（猴）

讙引炅（炅）中

三六、引温病

三七、坐引八維

三八、（欠題）

三九、引髀（痺）痛

四〇、爰《えん》（猨）墲《こ》（謼）

四一、熊經

四二、蠱恨

四三、（欠題）

四四、鸇《せん》

【注】

原図には目録はない。『導引圖』には、四四体の人物の図像が上下四段に配されて、彩色画で描かれているだけである。ただ、四四図中、三一図には題記があるので、便宜をはかるために、ここに目録を載せた。目録は、題記を右から左へ、上段から下段へ読んだものである。

圖一、（欠題）

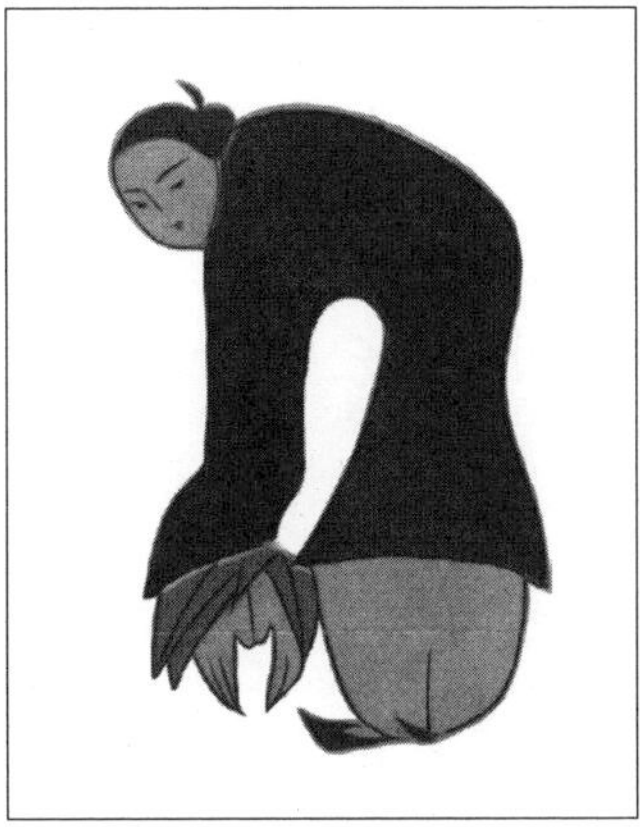

【注】

湖南省博物館・中医研究院医史文献研究室「馬王堆三号漢墓帛画導引図的初歩研究」（『導引図論文集』文物出版社、一九七九。以下、「初歩研究」と略称する）の図像説明によると、「藍色の長い衣服を着ている。（横向きに立ち）前に腰と背を湾曲させて俯き、（両手を下に垂らして）物を持つような姿態」。

圖二、□□

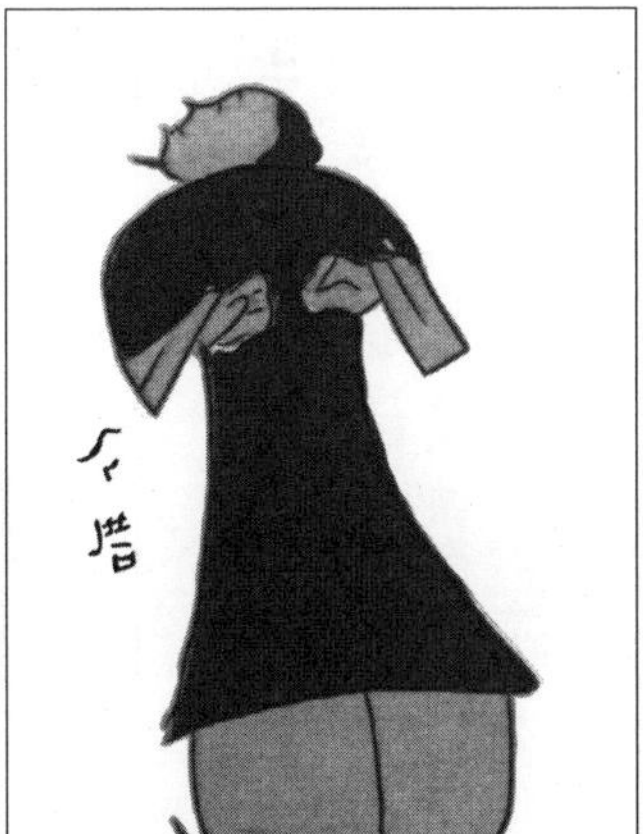

【注】

題名は残欠して読めない。「初歩研究」、「藍色の長い服を着ている。（後ろ向きに立ち）頭を仰向かせ、両手を後ろへ回し、背中を叩いている姿態」。

圖三、□□

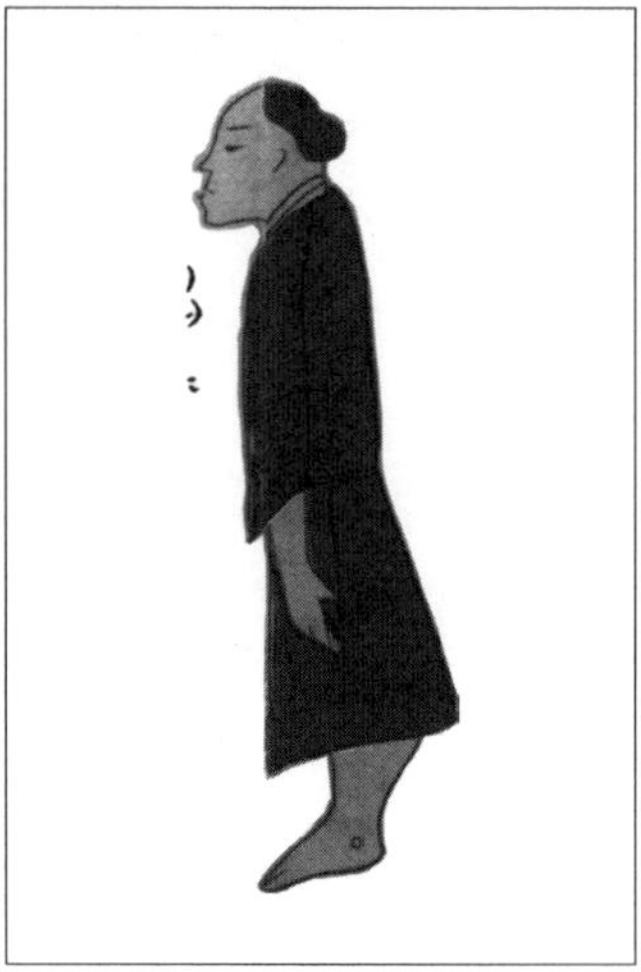

【注】

題名は残欠して読めない。「初歩研究」、「藍色の長い服を着ている。（横向きに）直立し、体を右向きに回転させ、上肢は両側に垂らしている」。

圖四、（欠題）

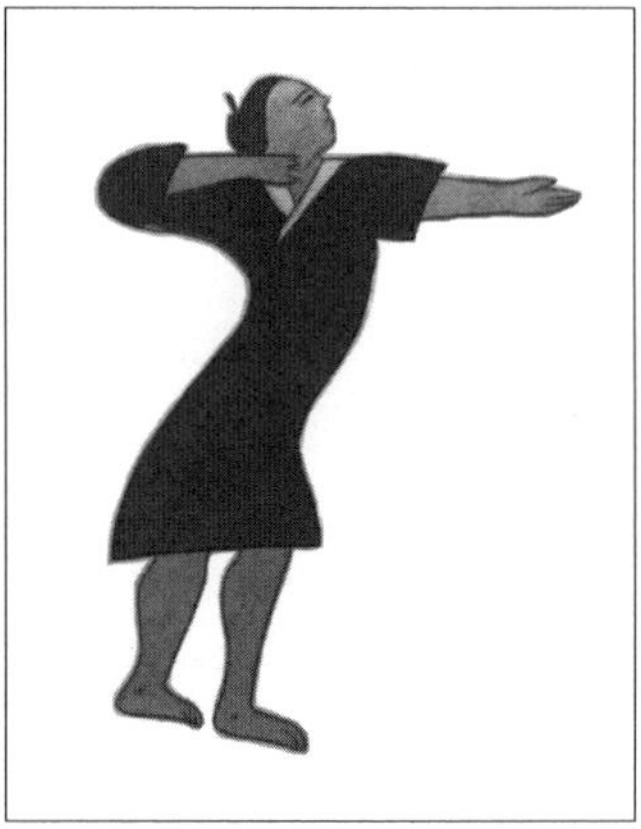

【注】

「初歩研究」、「藍色の長い服を着ている。直立し、左向きに体を回転させ、頭をやや上向きにし、両腕は肩と水平にして弓を引くような姿態」。

圖五、（欠題）

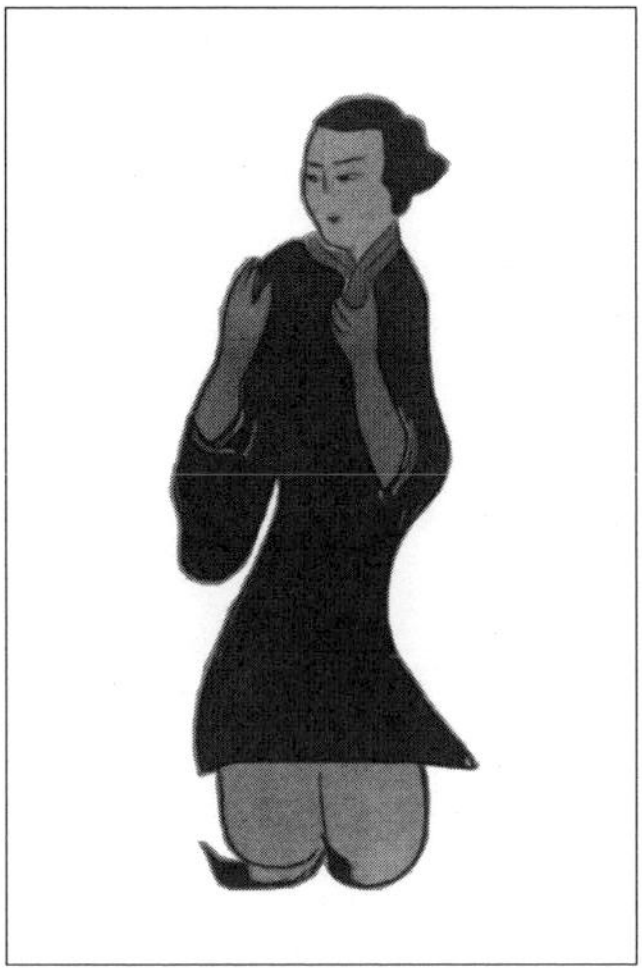

【注】

「初歩研究」、「赤い襟の藍色の長い服を着ている。斜めに立ち、両肘を曲げて手を胸につけている」。

圖六、折陰

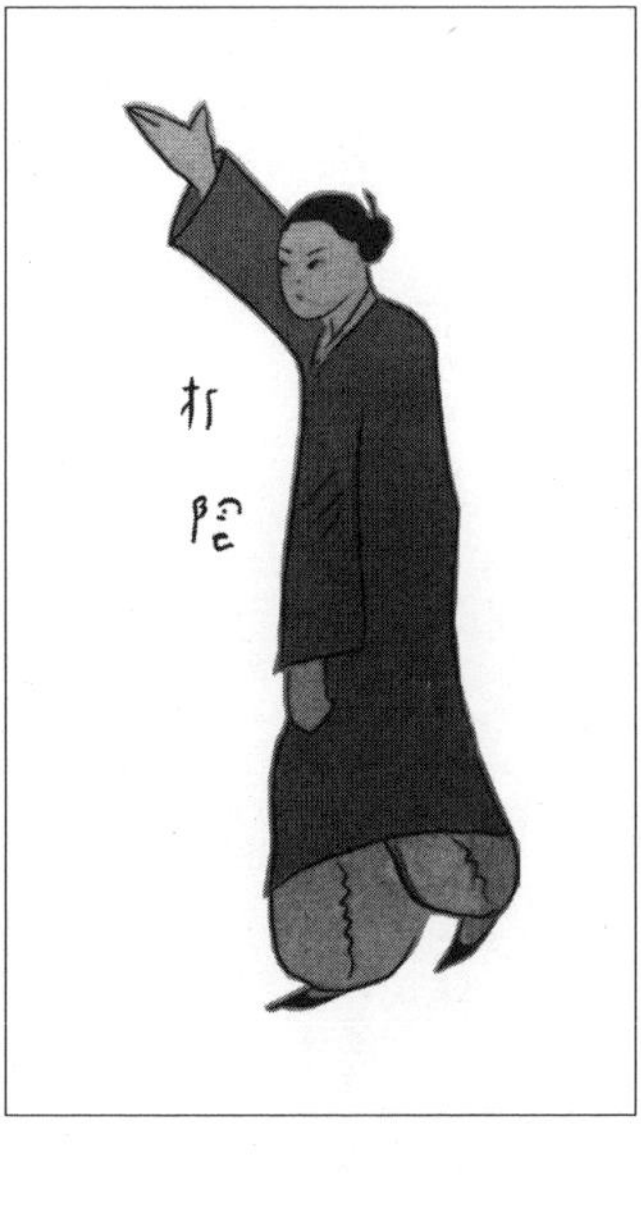

【注】

折には、曲がる、屈むの意味がある。『廣雅』釋詁一、「折、曲也」。『戰國策』西周策、「則周必折而入於韓」。鮑彪注「折猶屈」。人身の陰陽を言えば、背が陽であり、腹が陰である。『黃帝内經素問』金匱眞言論篇、「夫言人之陰陽、則外爲陽、内爲陰。言人身之陰陽、則背爲陽、腹爲陰」。したがって、折陰は、身体を胸腹方向へ前屈させる動作を意味する。張家山『引書』に、「折陰者、前一足、錯手、俯而反鉤之」とある。

「初歩研究」、「灰色の長い服を着ている。横向きに立ち、ゆっくりと歩くような姿態。右腕を斜め上方に挙げ、左腕は下に垂らしている」。

圖七、（欠題）

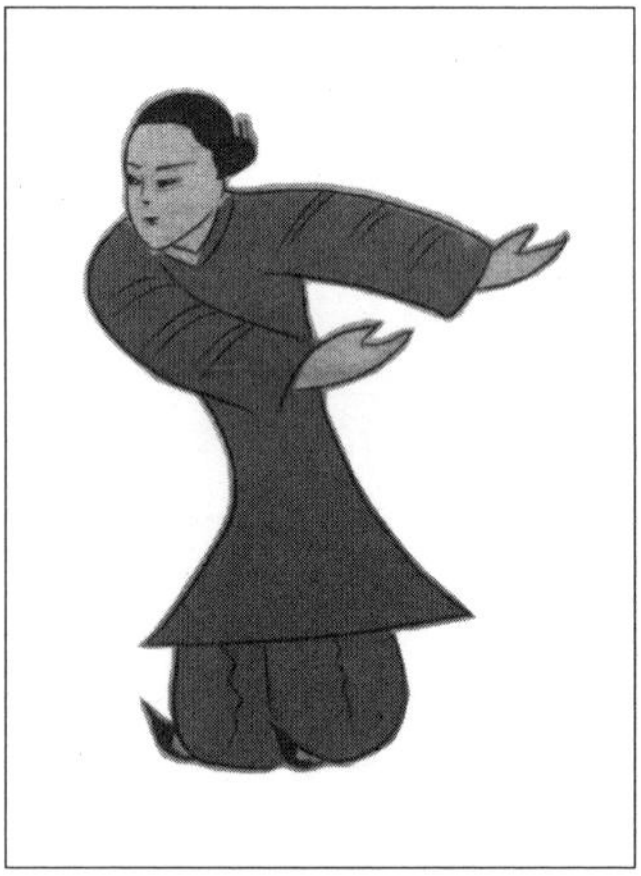

【注】
「初歩研究」、「赤い長い服を着、赤いズボンをはいている。恭しく前かがみになって人を先導するような姿態で、上肢は平行に左右に振る」。

圖八、堂《とう》(螳)狼《ろう》(螂)

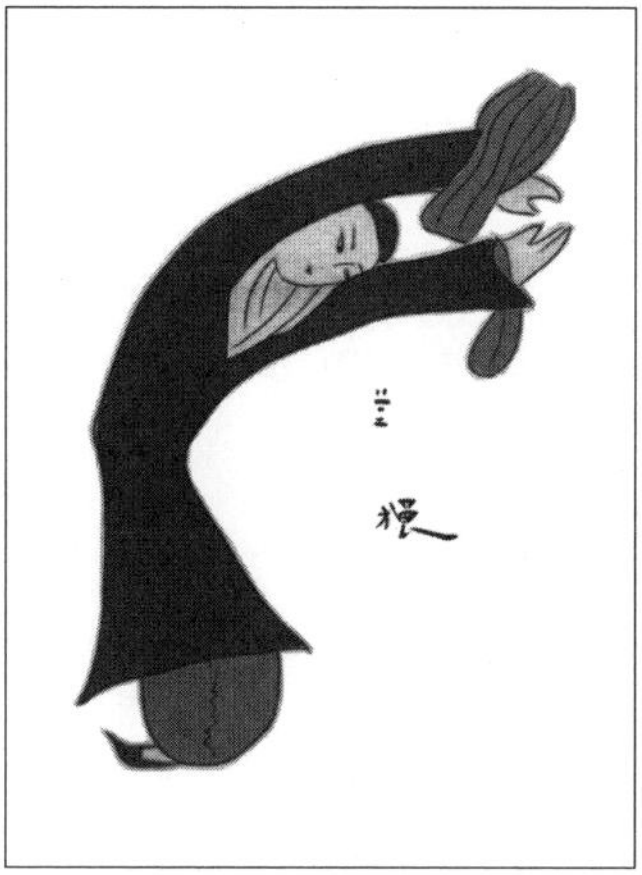

【注】

張家山『引書』に、「度狼者、兩手各撫腋下、旋膺」とあり、また、「堂落以利恆脈」とある。一説は題名を「虖《こ》狼《ろう》」と解し、図形を回首返顧の動作とする。『晉書』巻一・宣帝紀、「魏武察帝有雄豪志、聞有狼顧相、欲驗之。乃召使前行、令反顧、面正向後而身不動」。すなわち、古代の導引術の一つ「狼顧」と解している。

「初歩研究」、「藍色の長い服を着ている。袖は赤く、赤いズボンをはいている。(横向きに立ち)体を斜めにし、舞いはじめるような姿態。両腕は左上方へ緩やかに伸ばし、両目は足下の皿のような物を見つめている」。

圖九、（欠題）

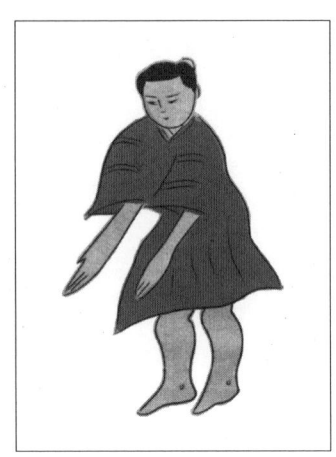

【注】

「初歩研究」、「赤い単衣を着ている。恭しく前かがみになって人を先導するような姿態。（両手は前方斜め下方へ伸ばしている）」。

圖一〇、□□

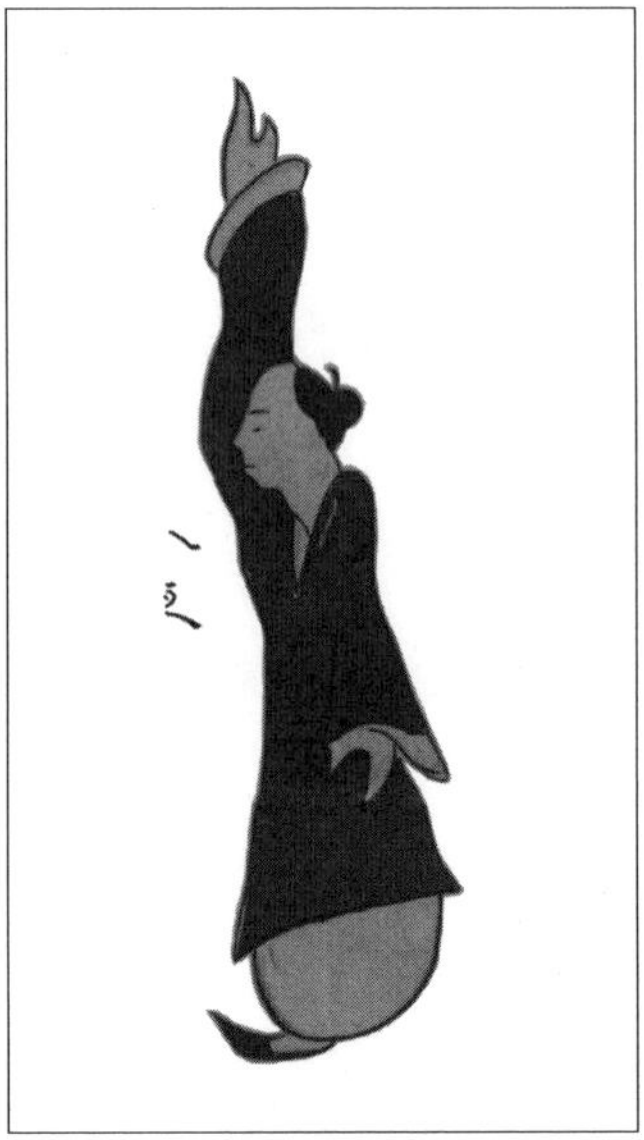

【注】

題名は残欠して読めない。「初歩研究」、「藍色の長い服を着ている。横向きに立ち、右腕は上に挙げ、左腕は下に垂らしている」。

圖一一、（欠題）

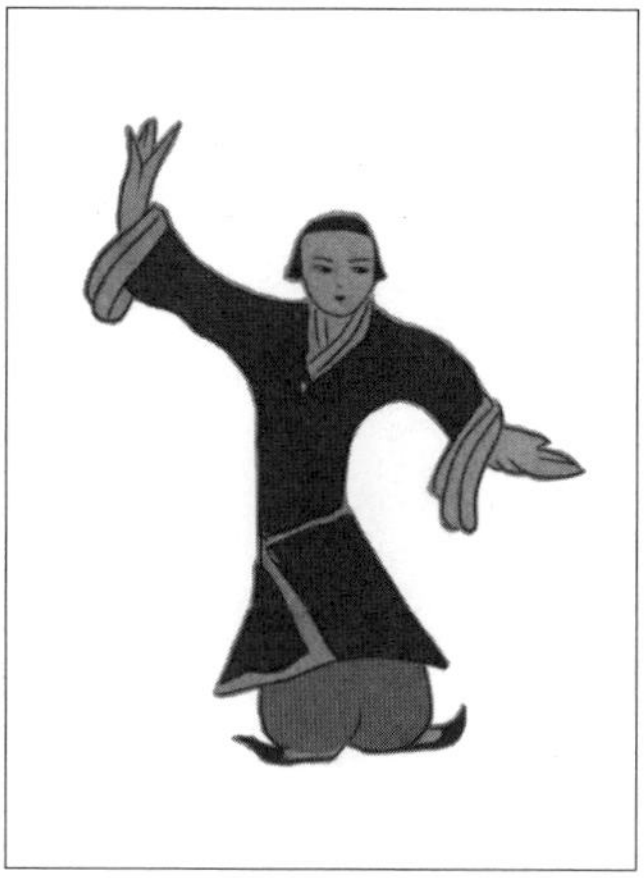

【注】

「初歩研究」、「藍色の長い服を着て、赤いズボンをはいている。直立して、右手は外側上方へ斜めに挙げ、左手は外側下方へ斜めに伸ばしている」。

圖一二、□

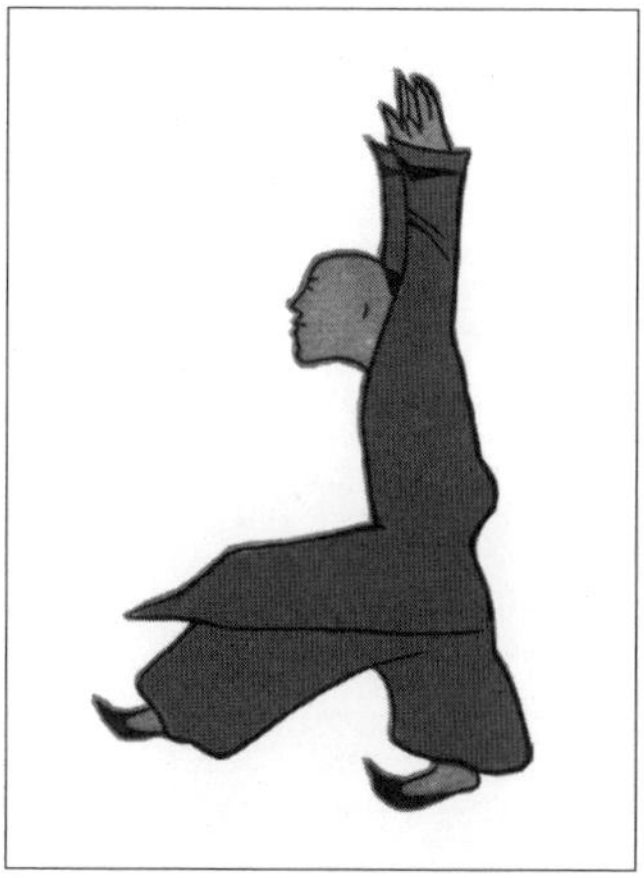

【注】

題名は残欠して読めない。「初歩研究」、「赤い長い服を着て、腰を束ねている（復原図では、赤い長い服を着て、赤いズボンをはいている）。左足を前方へやや上げて伸ばし、両手を上に挙げている」。

圖一三、痛明

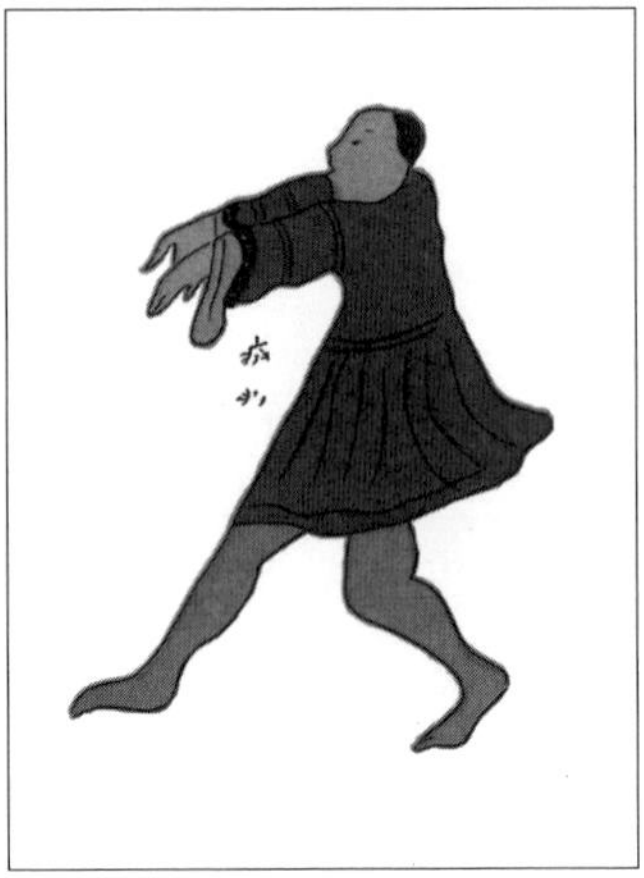

【注】

明には、目、視力の意味がある。『禮記』檀弓上、「子夏喪其子而喪其明」。鄭玄注「明、目精」。痛明は、痛目であり、目痛と解される。張家山『引書』に、「引目痛。左目痛、右手指壓内脉、左手指撫顫而力引之、三而已。右如左。一曰、兩手之指壓兩目内脉而上循之、至項、十而已。一曰、起臥、而危坐、摩兩手、令指熱、以循兩目、十而已」とある。一説は題名の二字を「痛肋」と解する。

図形と『引書』の文を勘案すると、「痛肋」のほうが妥当かもしれない。再検討を待つ。

「初歩研究」、「頭巾をかぶっているように見える。とび色の単衣を着ている。横向きに立ち、前傾し、両腕を前に伸ばし、歩行するような姿態」。

圖一四、□□

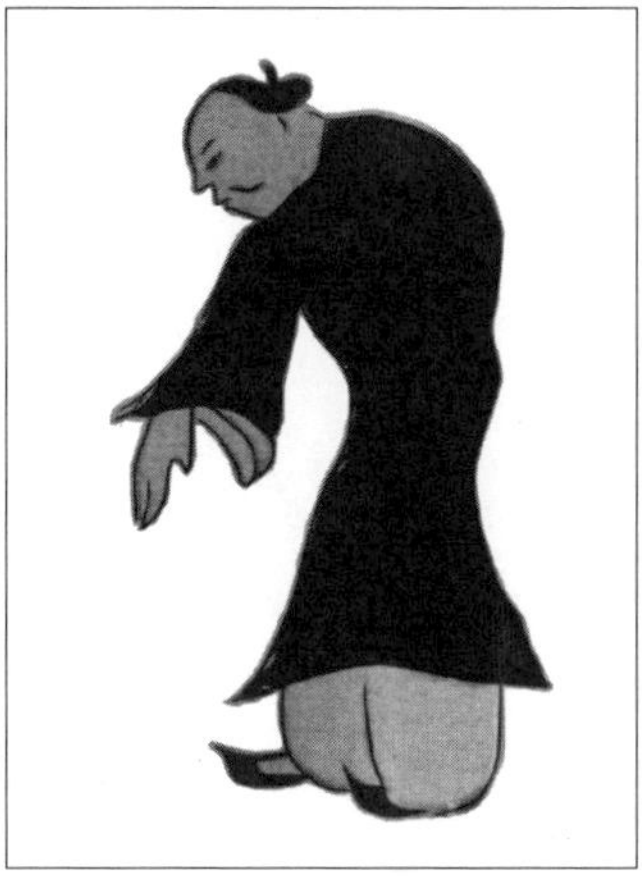

【注】

題名は残欠して読めない。「初歩研究」、「藍色の長い服を着ている。横向きに立ち、恭しく前かがみの姿態で、両腕を前方下方へ伸ばしている」。

圖一五、引積《たい》

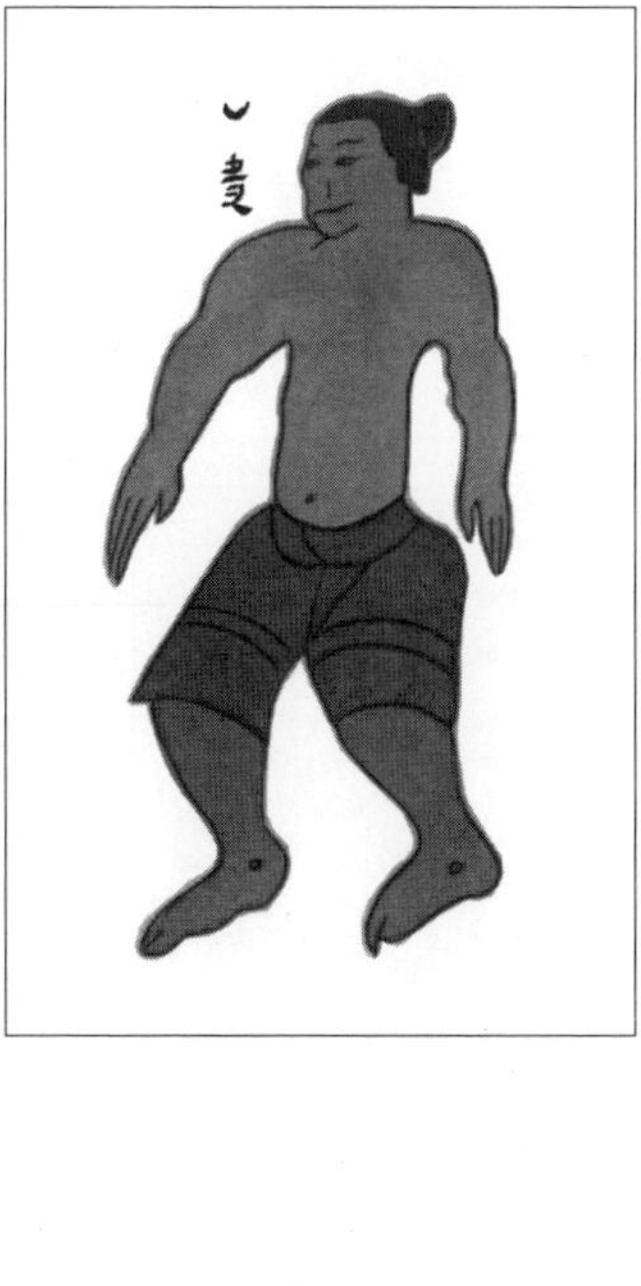

【注】

引は、導引の略称。張家山『引書』では、病証名の前につくのが一般的である。『黄帝内經素問』血氣形志篇、「形苦志樂、病生於筋、治之以熨引」。王冰注「引謂導引」。『素問』異法方宜論篇、「其治宜導引按蹻」。王冰注「導引謂搖筋骨動支節」。「積」は、また「頽」・「隤」に作る。『五十二病方』に「積」条があり、『陰陽十一脈灸經』に、「丈夫隤山（疝）」とあり、張家山『引書』に、「引頽。腸頽及筋頽、左手據左股、屈左膝、後伸右足、屈右手而左顧三。又前右足、後左足、曲左手、顧右、三而已。又復撟兩手以偃、極之三。撟左臂以偃、極之。撟右臂、左手據左尻以偃、極之、此皆三而已」とある。引積は、後世の医書にいう癪疝にたいする導引術と解する。また「積」に作る。その症状は、『諸病源候論』巻三四・積癨候に、「積病之狀、陰核腫大、有時小歇、歇時終大於常。勞冷陰雨便發、發則脹大、使人腰背攣急、身體悪寒、骨節沈重」とある。

「初歩研究」、「上半身は裸体で、とび色の短いズボンをはき、裸足である。両手を下に垂らし、両膝をやや曲げている」。

圖一六、（欠題）

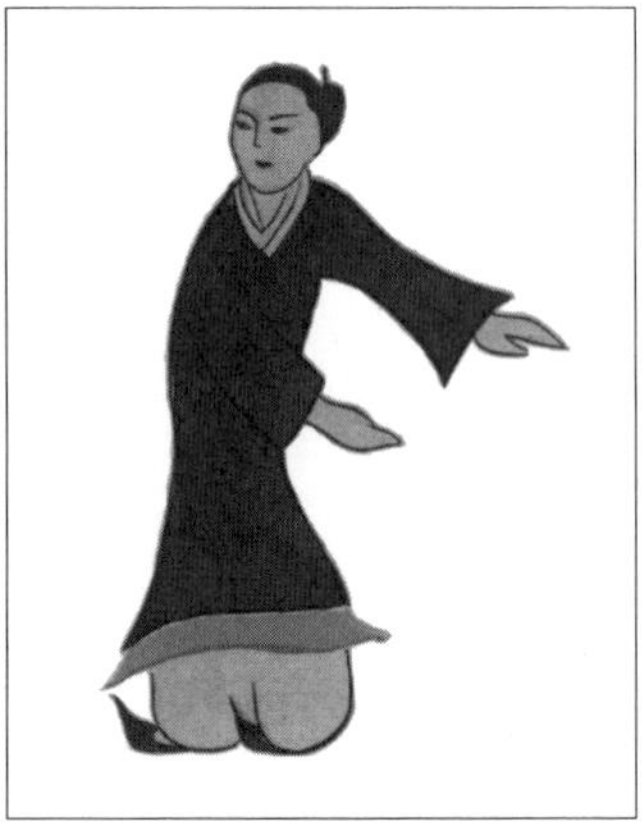

【注】

「初歩研究」、「藍色の長い服を着ている。直立して、両腕を平行に左右に振っている」。

圖一七、（欠題）

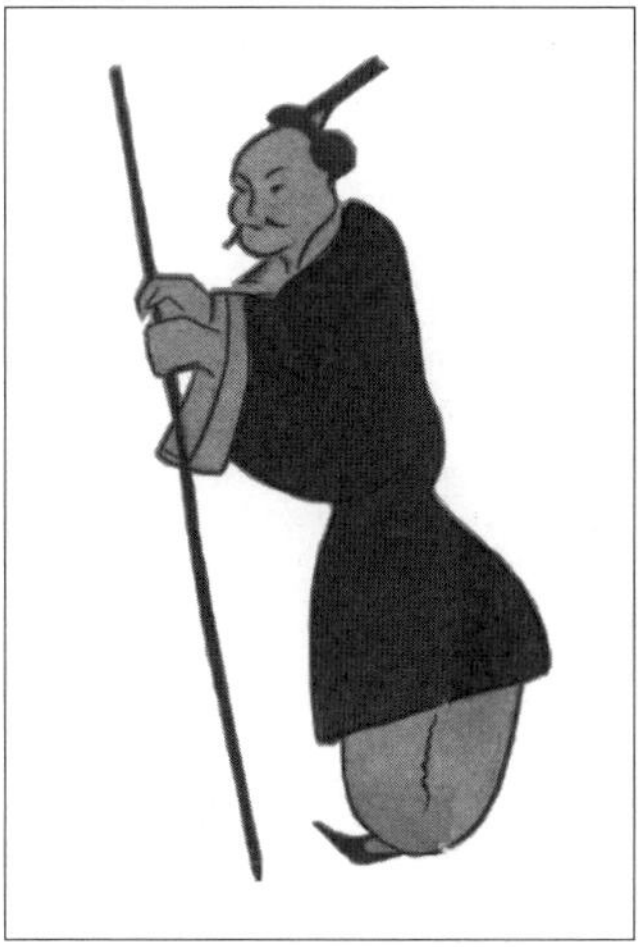

【注】

「初歩研究」、「冠をかぶり、藍色の長い服を着ている。横向きに立ち、両手で一本の長い棒を持ち、頭部は前を向いている」。

圖一八、覆（腹）中

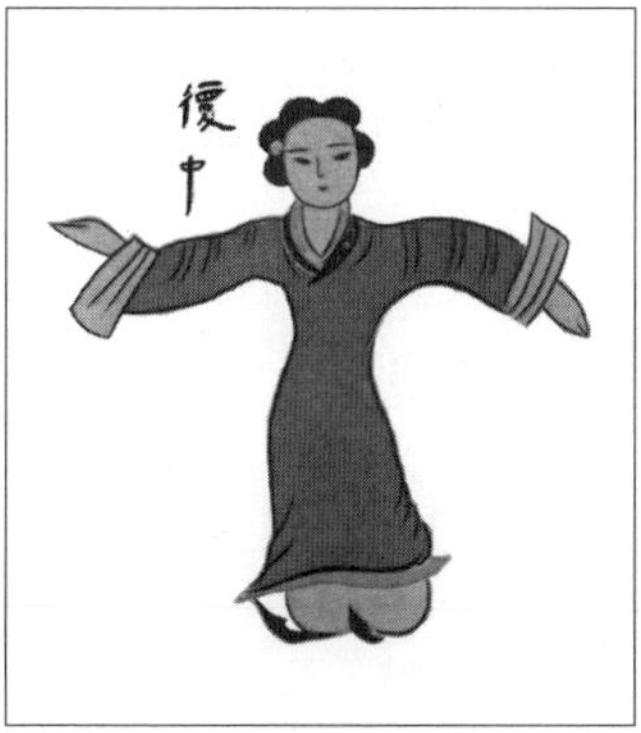

【注】

張家山『引書』に、「引腹痛。懸纍板、令人高去地尺、足踐其上、手控其纍、後足、前應、力引之、三而已。因去伏、足距壁、固着小腹及股膝于席、兩手據、揆上、稍舉頭及膺而力引腹、極、因徐直之。已、又復之、三而已。因力舉尻、極、三而已」とある。

「初歩研究」、「とび色の長い服を着ている。直立し、両手を左右にまっすぐ伸ばし、右の掌を上向きにし、左の掌を下向きにしている」。

圖一九、（欠題）

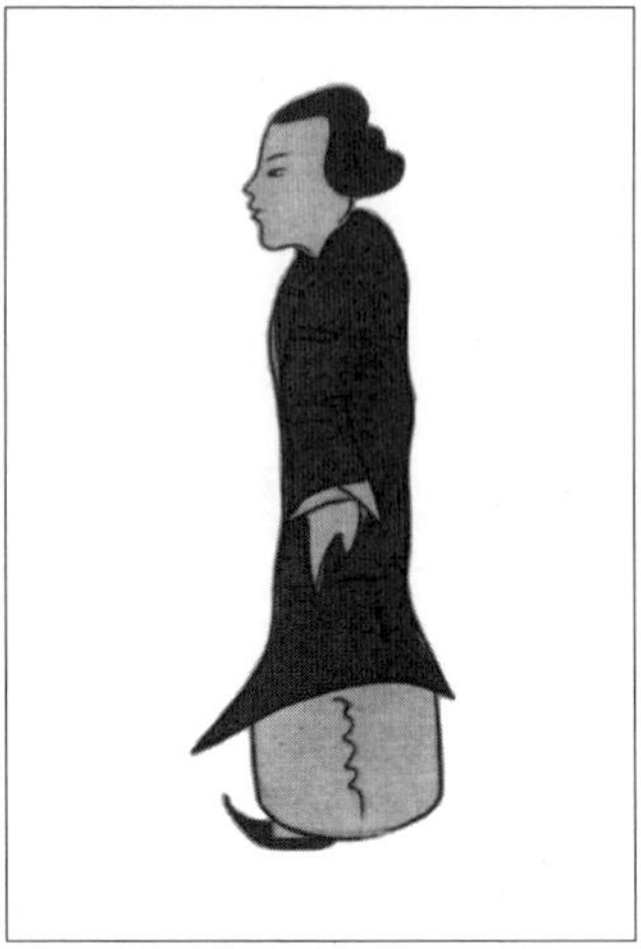

【注】

「初歩研究」、「藍色の長い服を着ている。息をころすようにして、横向きに直立し、両腕を垂らしている」。

圖二〇、引聾

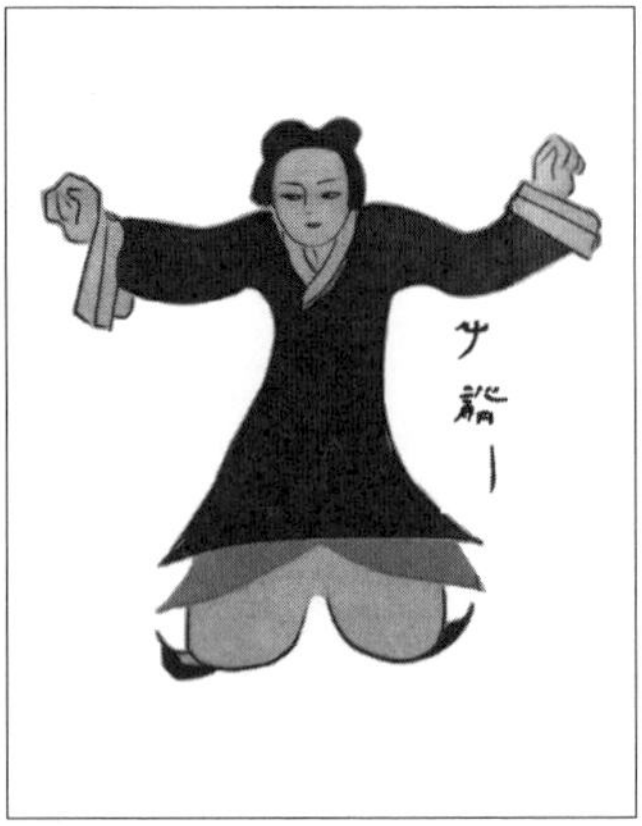

【注】

張家山『引書』に、「引聾。端坐、聾在左、伸左臂、撟拇指端、伸臂、力引頸與耳。右如左」とあり、『諸病源候論』巻二九・耳聾候引く「養生方導引法」に、「坐地、交叉兩脚、以兩手從曲脚中入、低頭叉手項上。治久寒不能自溫、耳不聞聲」とある。いずれも坐式であり、『導引圖』の立式とは異なる。

「初歩研究」、「藍色の長い服を着ている。両腕をやや湾曲させ、両側の上方に挙げ、両足は開いている」。

圖二一、（欠題）

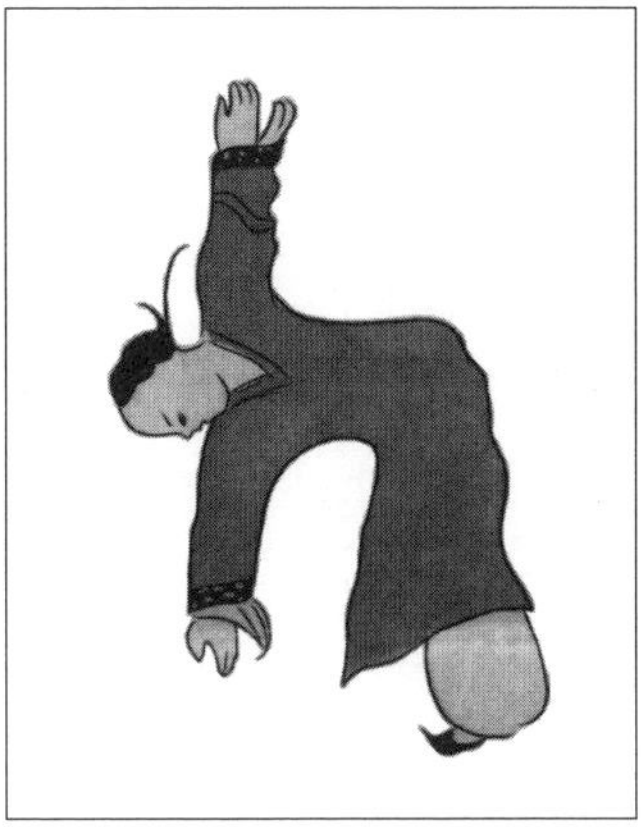

【注】

「初歩研究」、「とび色の長い服を着て、腰を束ねている（復原図では束ねていない）。横向きで腰を折り曲げ、左腕は上に伸ばし、右腕は下に伸ばして球を拾う姿態をしている」。

圖二二、煩

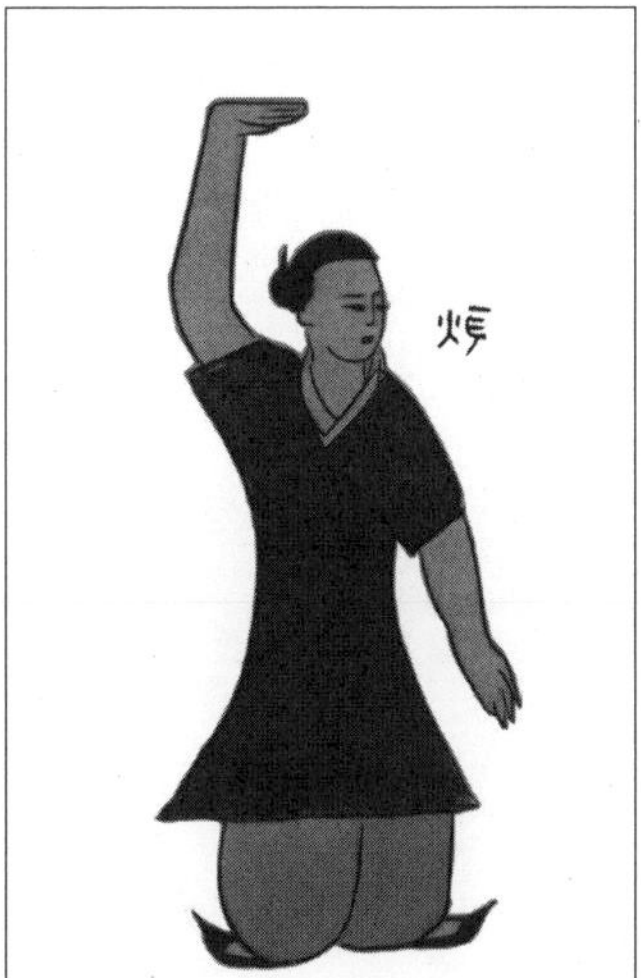

【注】

煩は、疾病症状としては煩悶・煩躁の意味で使われることが多い。別に身熱頭痛の意味もある。『說文解字』、「煩、熱頭痛也」。『雲笈七籤』巻三六引く『導引法』に、「第十一、治皮膚煩、以左右手上振兩肩、極五息止」とある。

「初歩研究」、「藍色の長い服を着て、赤いズボンをはいている。直立し、右手は上に挙げて手のひらでものを受けるようにし、左手は下垂させている」。

圖二三、引郄《しつ》痛

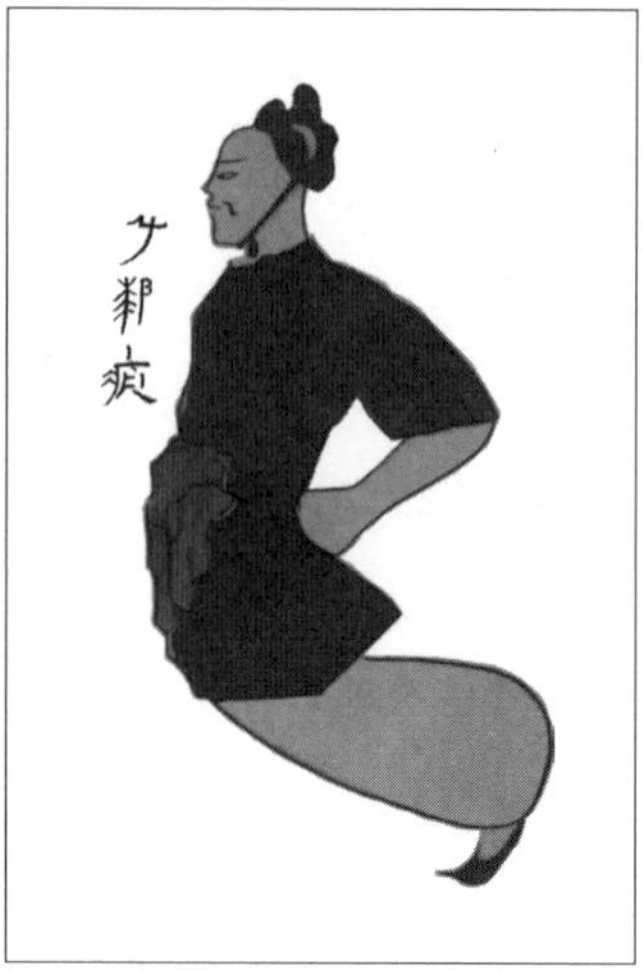

【注】

郄は、膝の異体字。張家山『引書』に、「引膝痛、右膝痛、左手據權（拳）、内揮右足、千而已。左膝痛、右手據權（拳）、而力揮左足、千而已。左手勾左足指、後引之、十而已。又以左手據權（拳）、右手引右足指、十而已」とある。

「初歩研究」、「冠をかぶり、藍色の長い服を着ている。横向きで腰を伸ばして立ち、両方の拳で腰を揉んでいる」。

圖二四、引胠《きょ》責（積）

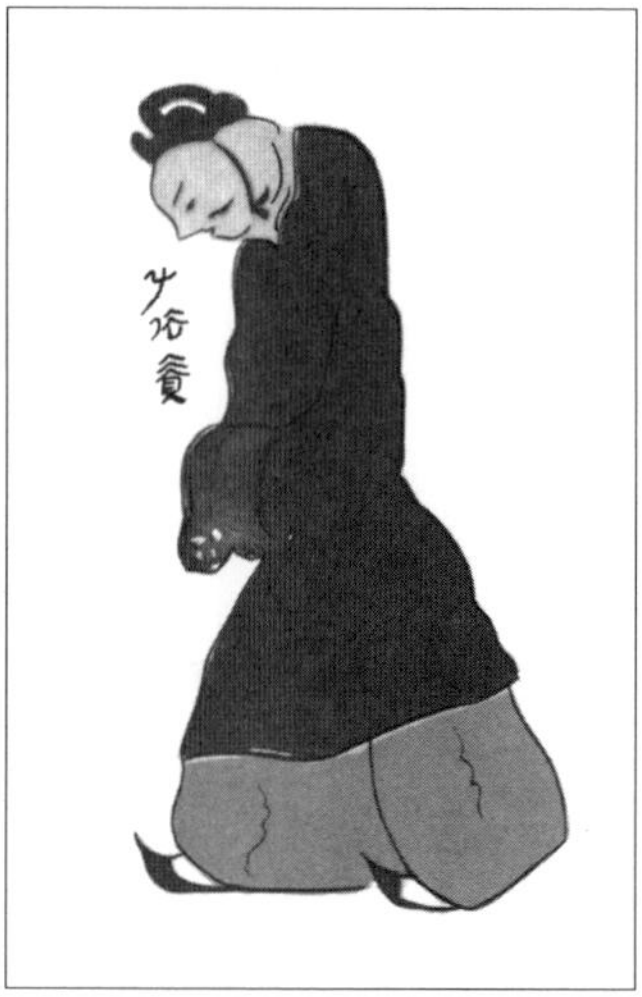

【注】

胠は、腋下部を指す。『説文解字』、「胠、亦（腋）下也」。『黄帝内經素問』玉機眞藏論篇、「卽兩脇胠滿」、王冰注「胠、謂腋下、脇也」。積は、病名。邪気が鬱滞して塊となり、痛みや腫れの現れる病証。胠積は、側胸部の積の病である。張家山『引書』に、「反旋以利兩胠」とある。

「初歩研究」、「冠をかぶり、藍色の長い服を着て、赤いズボンをはいている。頭を下げてゆっくりと歩き、両手は挨拶をするときのように前で組み、袋のような物を持っている姿態」。

圖二五、鶴□

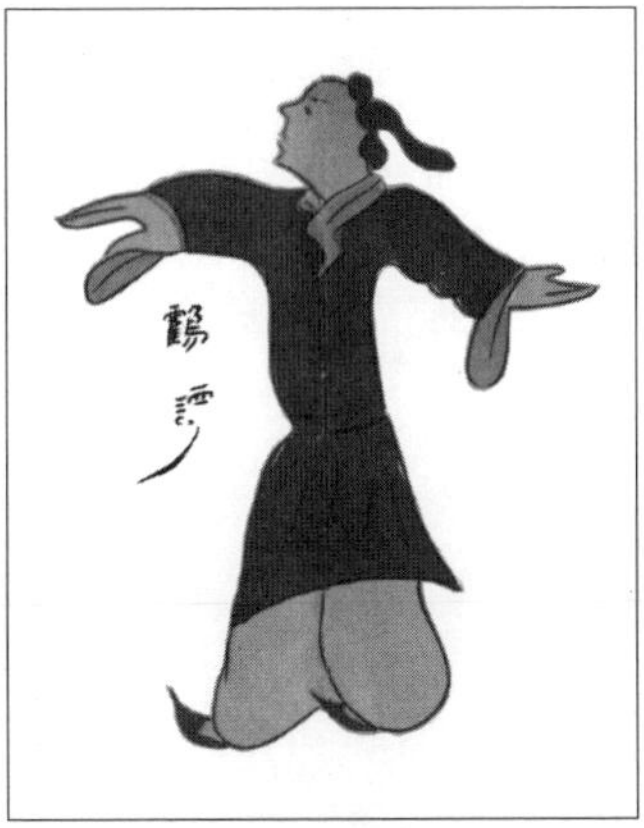

【注】

「鶴」下の一字は、残欠しているが、「聽」字と推定されている。一説は「聽」を「唳《れい》」の仮借字と解する。鶴唳は、鶴の鳴き声。

「初歩研究」、「藍色の長い服を着て、腰を束ねている。襟は赤い。頭は斜め上方に少し仰向かせ、両腕を（左右）水平に伸ばしている」。

圖二六、□□□

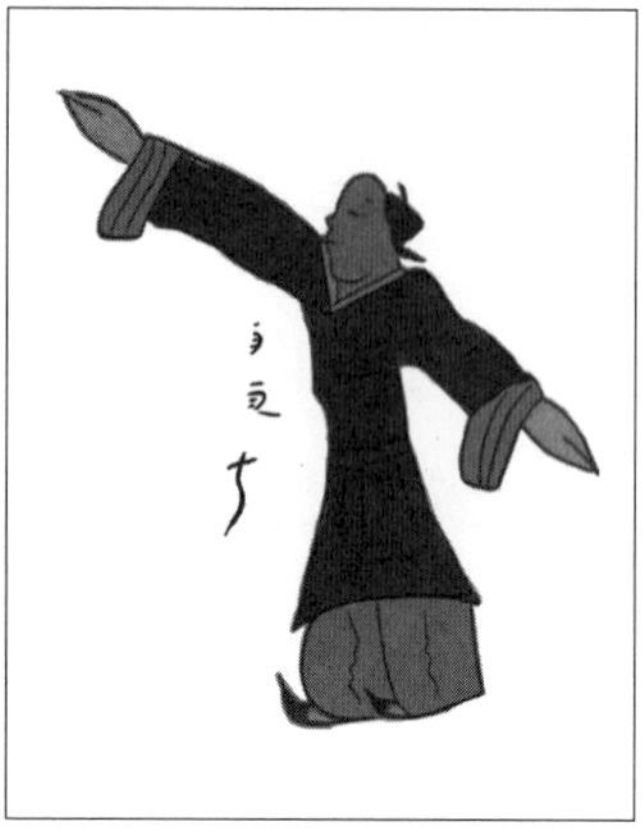

【注】

題名は残欠して読めない。「初歩研究」、「藍色の長い服を着て、腰を束ね、赤いズボンをはいている。横向きに直立し、右腕を前方斜め上方に挙げ、左腕を後方斜め下方に伸ばしている」。

圖二七、龏（龍）登

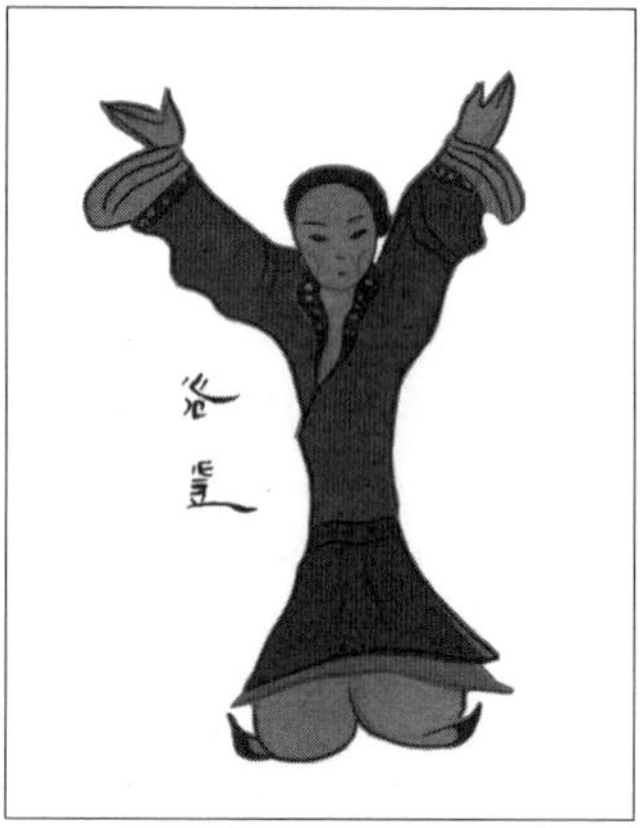

【注】

張家山『引書』に、「龍興者、屈前膝、伸後、錯兩手、據膝而仰」とある。

「初歩研究」、「頭巾のようなものをかぶり、とび色の長い服を着て、腰を束ねている。直立して、両腕を外側上方に高く挙げている」。

圖二八、偹《ふ》（俛）欮《けつ》（厥）

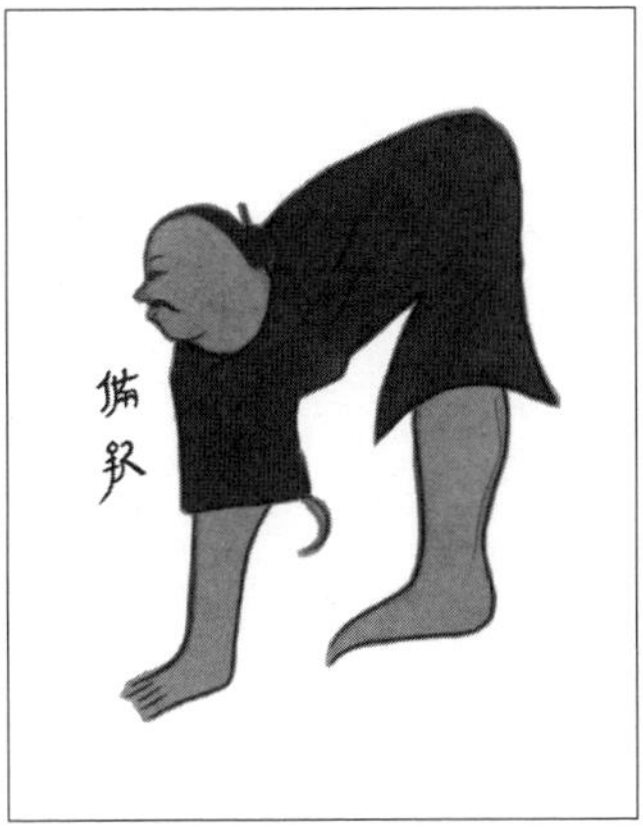

「初歩研究」、「藍色の単衣を着て、裸足である。前屈して、両手を地面につけ、首を挙げている」。

【注】

俛は、俯《ふ》と同音同意。『春秋左傳』成公二年、「韓厥俛定其右」。杜預注「俛、俯也」。厥は、人体下部の気が上部に向かって逆行する病。張家山『引書』に「引蹷」「引瘚」二条があるが、「俛」「偹」字は見えず、動作も異なっている。「引蹷、危坐、伸左足、右足支尻、右手撫股、左手勾左足之指而引、極之、左右皆三而已」。「引瘚、臥、屈兩膝、直踵、并搖三十、日引□」。

圖二九、引項

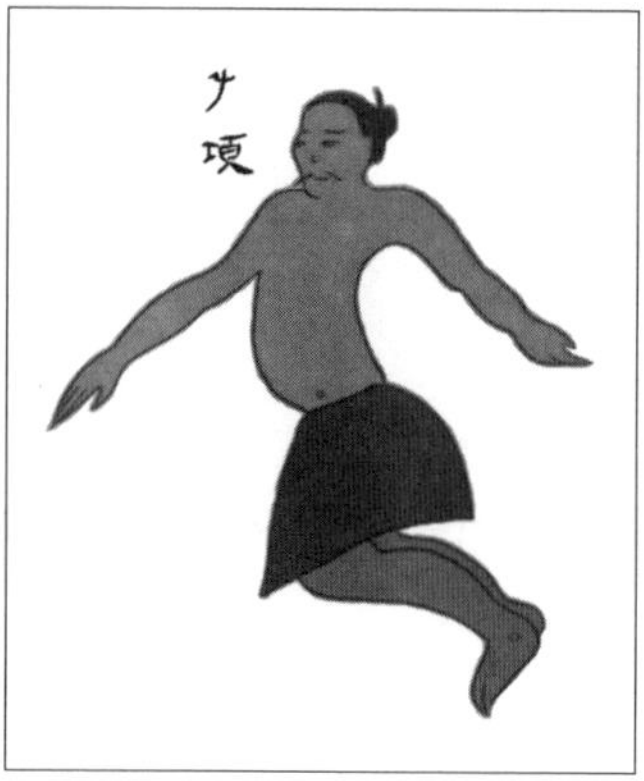

【注】

張家山『引書』に「項痛不可以顧」の場合の術式が記載されているが、『導引圖』の動作とは全く異なる。

「初歩研究」、「上半身は裸で、藍色の裳（腰巻き）をつけ、裸足である。両腕はややひろげて、翼をひろげて飛翔するかのようにし、両足はそろえて膝を曲げ、跳躍するような姿態」。

圖三〇、以丈（杖）通陰陽

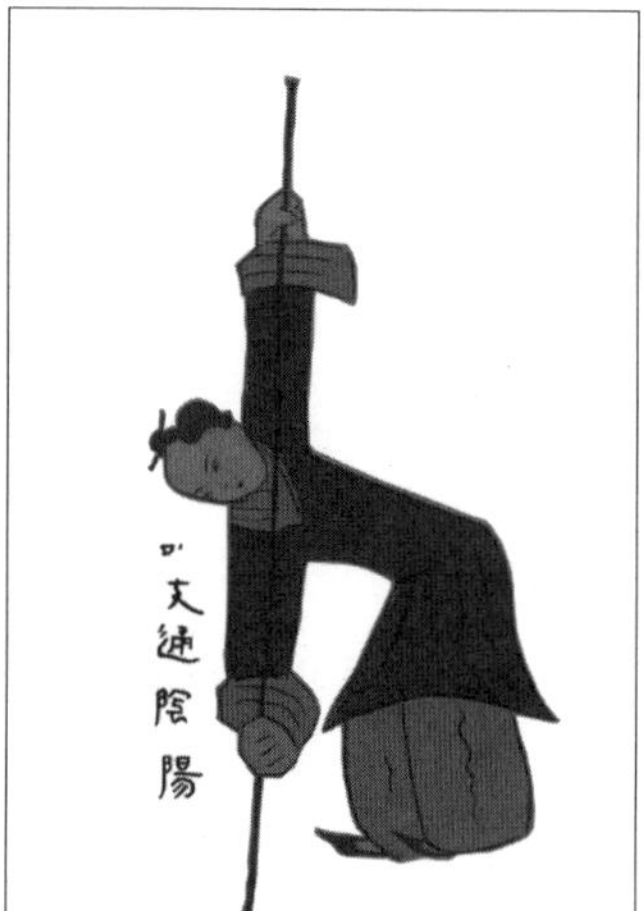

【注】

『黄帝内經素問』血氣形志篇「治之以按摩醪藥」の王冰注に「按摩者、所以開通閉塞、導引陰陽」とあり、基本的な考え方は一致している。張家山『引書』に、「引陰者、反錯撟手而俯、極之。引陽者、前錯手而仰、極之」とあり、また「引陰、端坐、張兩股、左手承下、右手撫上、折腰、伸少腹、力引尻」とあるが、杖は使用していない。また、『引書』「病瘳瘇」では杖を補助具に使用しているが、この図との関係はなさそうである。

「初歩研究」、「藍色の長い服を着て、腰を束ねている。襟は赤く、赤いズボンをはいている。両腕を上下両方向に伸展し、両手で長い杖を持ち、腰をかがめて地面に杖を柱のように立てる姿態」。

圖三一、䍃《よう》（鷂）北（背）

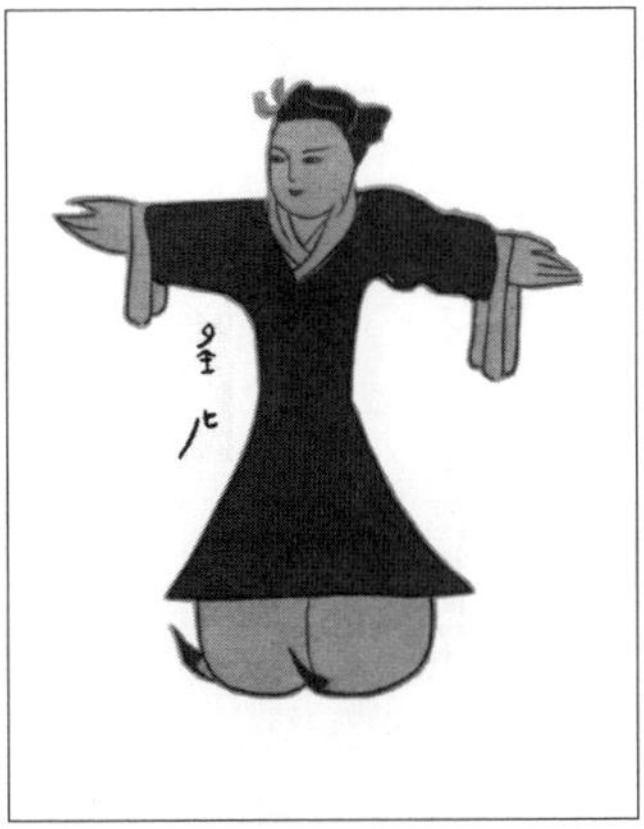

【注】
鷂は、鷹の一種の猛禽類。整理小組の釈文は「北」を「背」と解するが、一説は「飛」の仮借字とする。
「初歩研究」、「藍色の長い服を着て、腰を束ねている（復原図では束ねていない）。（直立して）両腕を外側に水平に伸展している」。

圖三二、信（伸）

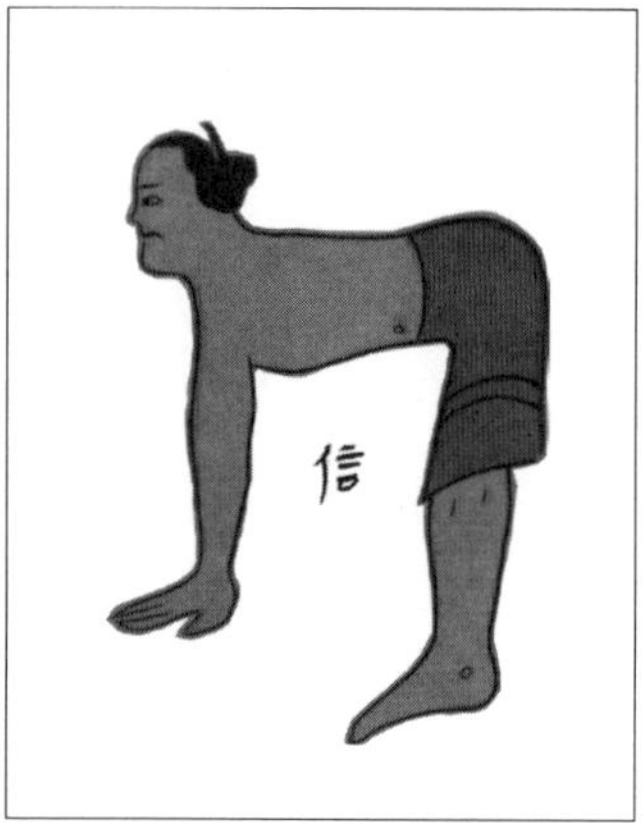

【注】

一説は、『莊子』刻意篇の「熊經鳥申、爲壽而已矣」に基づいて、「伸」字の上に「鳥」字の脱字があるとする。一説は、『經典釋文』莊子音義引く司馬彪注「鳥申、若鳥之嚬呻也」に拠って、「伸」を「呻」の仮借字と解する。

「初歩研究」、「上半身裸で、とび色の短いズボンをはいている。腰を（直角に）曲げて前傾し、頭は上げて首を伸ばし、両手は下方に伸展している」。

圖三三、（欠題）

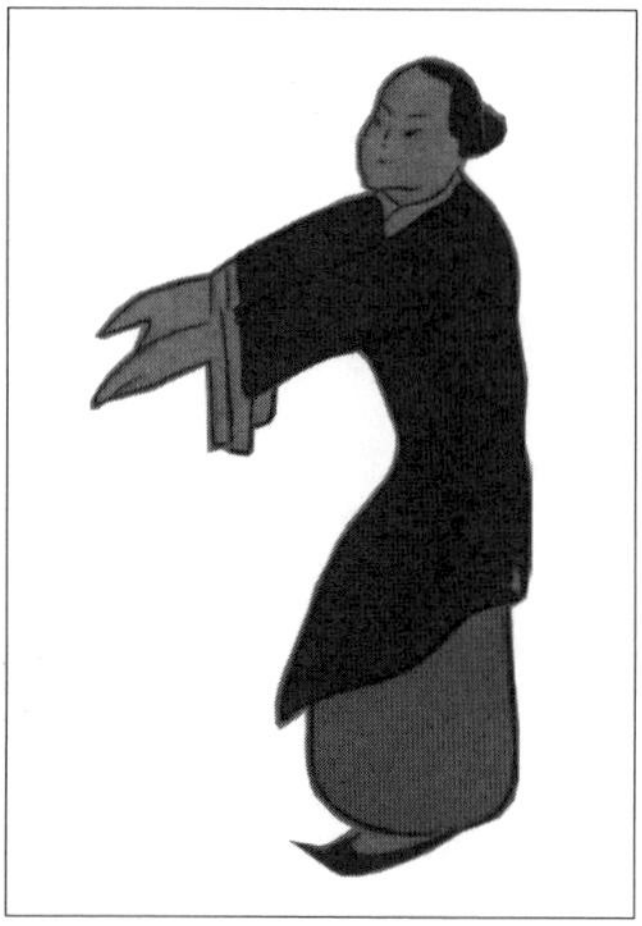

【注】

「初歩研究」、「藍色の長い服を着て、赤いズボンをはき、腰は束ねている（復原図では束ねていない）。横向きに立ち、両腕を前に伸ばしている」。

圖三四、卬（仰）謼（呼）

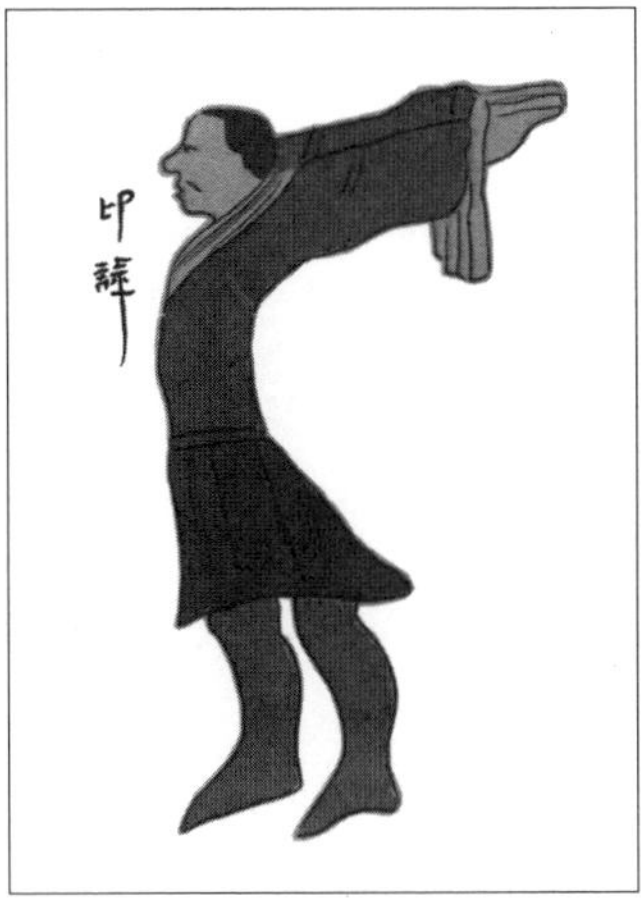

【注】
謼《こ》は、また呼に作る。『說文解字』、「謼、評也」。『廣韻』去聲・十一・暮、「謼、號謼、亦作呼」。
「初歩研究」、「灰褐色の単衣を着て、腰を束ねている。胸をそらして、両腕を後上方に伸ばし、深呼吸をしている姿態」。

圖三五、木《もく》（沐）侯《こう》（猴）讙《かん》引炅《けい》（炅）中

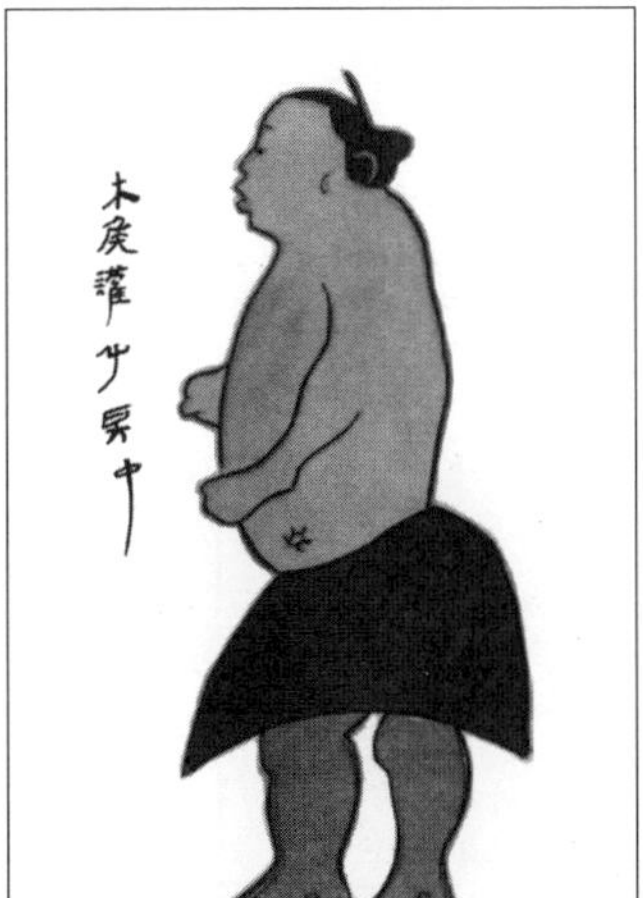

【注】
沐猴《もくこう》は、さるの一種。さるは好んで面を拭う。そのさまが人の沐浴するのに似ているから沐という。讙《かん》は、喧《かまびす》しい、喧しくさわぐこと。『說文解字』、「讙、譁也」。したがって、図は沐猴がかまびすしく叫ぶ姿である。炅《けい》は、ここでは熱の意味。炅中は、すなわち熱中で、身体内部で陽気が盛んになる病。『黃帝内經素問』調經論篇、「血

幷於陽、氣幷於陰、乃爲炅中」。王冰注「氣幷於陰、則陽氣内盛、故爲熱中。炅、熱也」。

「初歩研究」、「上半身裸で、藍色の裳（腰巻き）をつけ、裸足である。体をひねりながら、口をすぼめて息をはいているような姿態」。

圖三六、引溫病

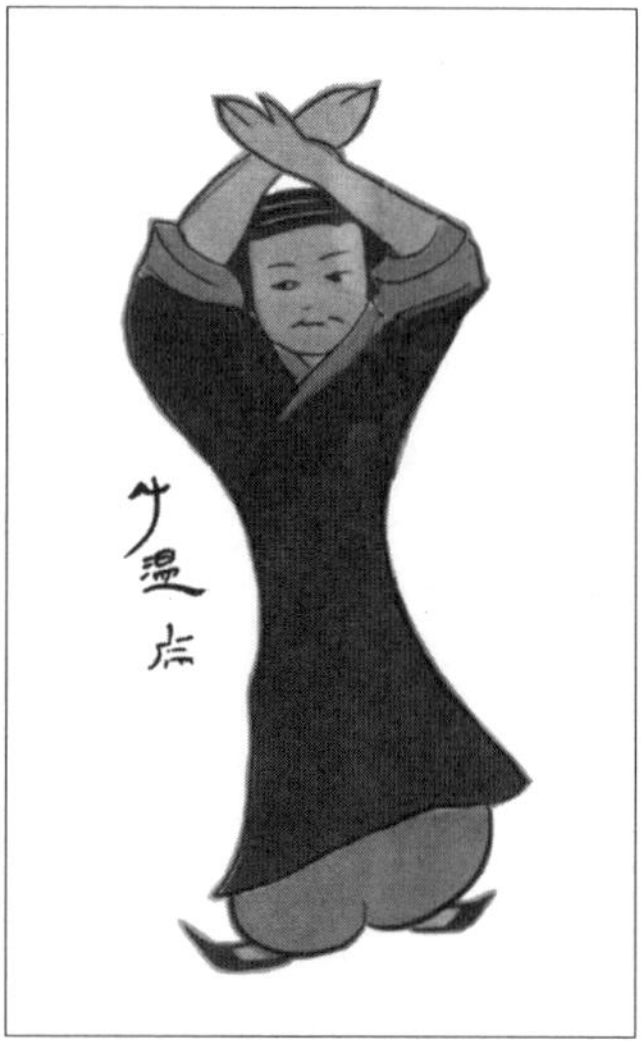

【注】

温病《うんびょう》は、時令病の一種。『黄帝内經素問』金匱眞言論篇、「藏於精者、春不病溫」。

「初歩研究」、「頭巾をかぶり、藍色の長い服を着ている。襟は赤く、赤いズボンをはいている。直立し、両手を前方上方に挙げ、額の上で交叉させている」。

圖三七、坐引八維

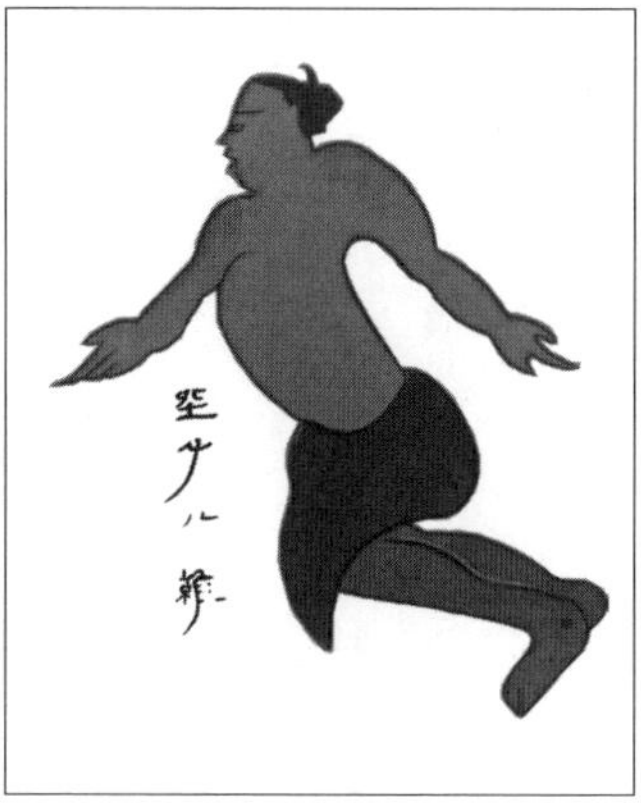

【注】

八維は、八方あるいは八隅を指す。『楚辭』七諫・怨思、「引八維以自道兮、含沆瀣以長生」。王逸注「天有八維、以爲綱紀也。言已乃擥持八維、以自導引、含沆瀣之氣、以不死也」。張家山『引書』には八維の語は見えないが、「八經之引」とある。「引癉之治也、意回回然欲歩、體浸浸痛。當此之時、急治八經之引、急呼急呴、引陰」。「冬之間、亂氣相薄還也、而人不能自免其閒、故得病。是以必治八經之引、吹呴呼吸天地之精氣、伸腹折腰、力伸手足、……」。一説は、『引書』の「經」字は「維」字の誤りであろうという。

「初歩研究」、「上半身裸で、藍色の裳（腰巻き）をつけ、裸足である。（横向きに立ち）両膝をやや曲げ、両腕を前後させて斜め下方に伸ばしている」。

圖三八、(欠題)

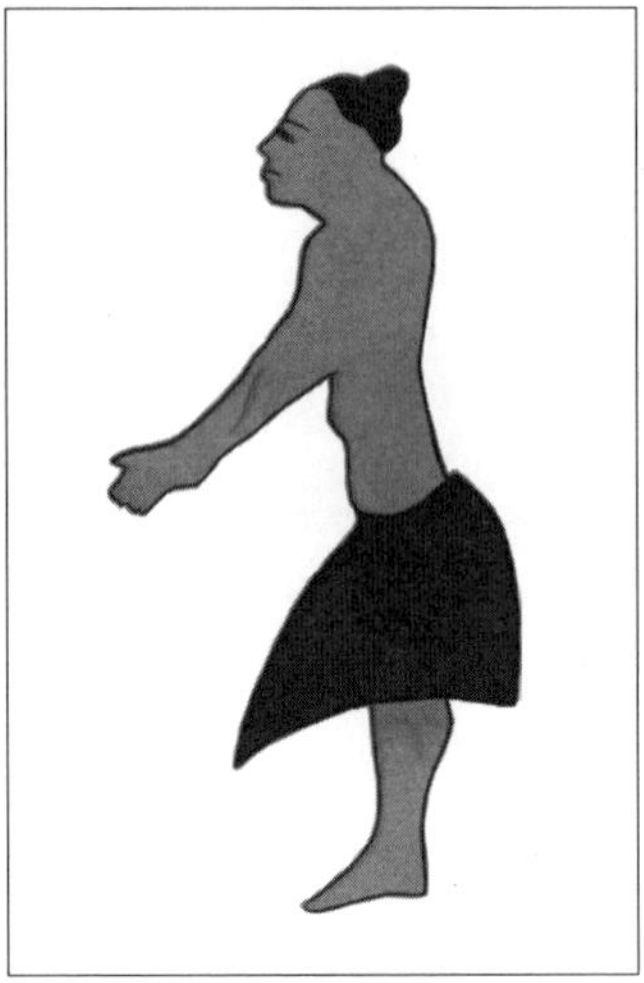

【注】

「初歩研究」、「上半身裸で、藍色の裳(腰巻き)をつけ、裸足である。横向きに立ち、前方を見つめ、両腕を前方下方へ伸ばしている」。

圖三九、引髀(痺)痛

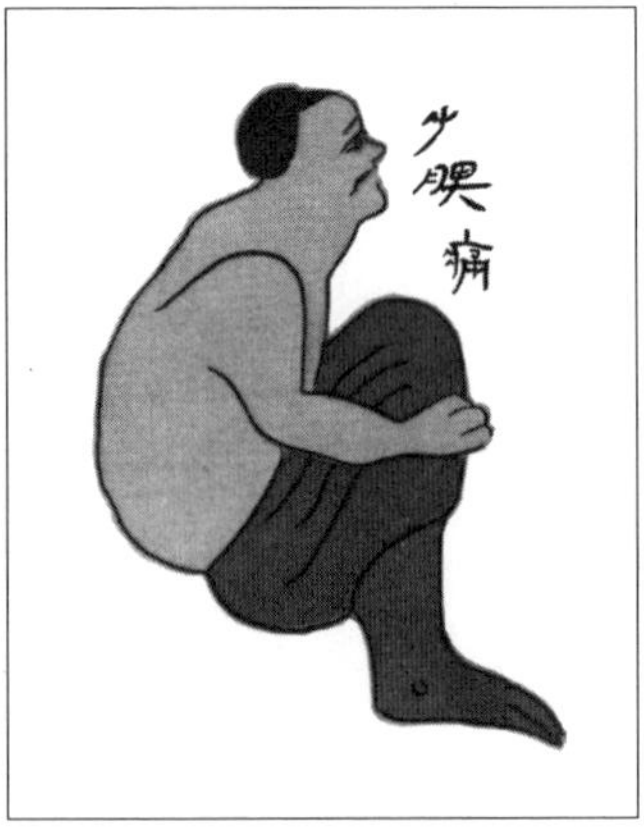

【注】

髀は、痺と解する。『雲笈七籤』巻三四引く『王子喬導引法』に、「二十三、踞、兩手抱兩膝頭、以鼻内氣、自極七息、除腰痺背痛」とあり、この図とよく一致する。

「初歩研究」、「上半身裸で、とび色の裳(腰巻き)をつけ、裸足である。(坐位で)膝を屈曲させて、両手で抱え込んでいる」。

圖四〇、蝯《えん》(猨)嘑《こ》(謼)

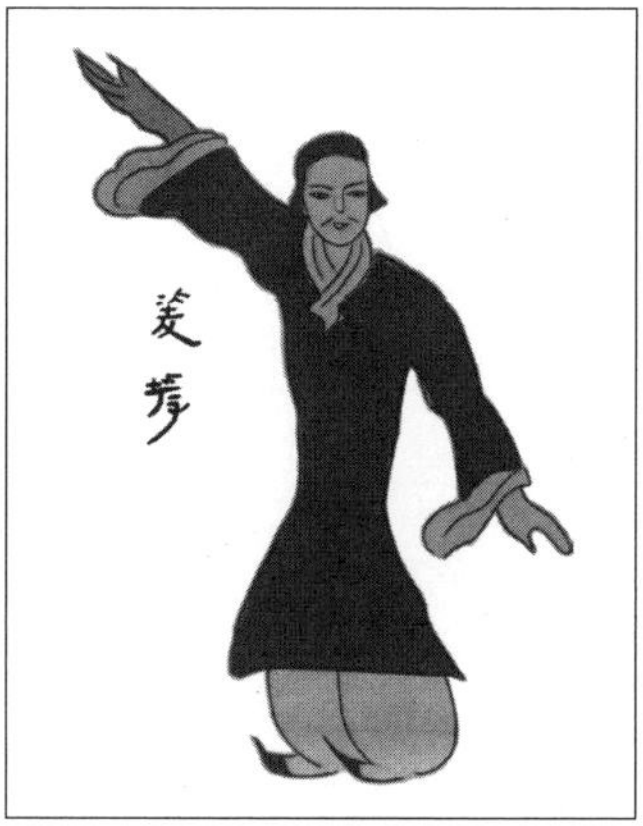

【注】
猨《えん》は、手ながざる。謼《こ》は、すなわち呼。『説文解字』、「謼、評也」。『廣韻』去聲・十一・暮、「謼、號謼、亦作呼」。
「初歩研究」、「藍色の長い服を着て、腰を束ねている。(直立して) 右手を外側斜め上方へ、左手を外側斜め下方へ伸ばしている。口をすぼめて息をはいているような姿態」。

圖四一、熊經

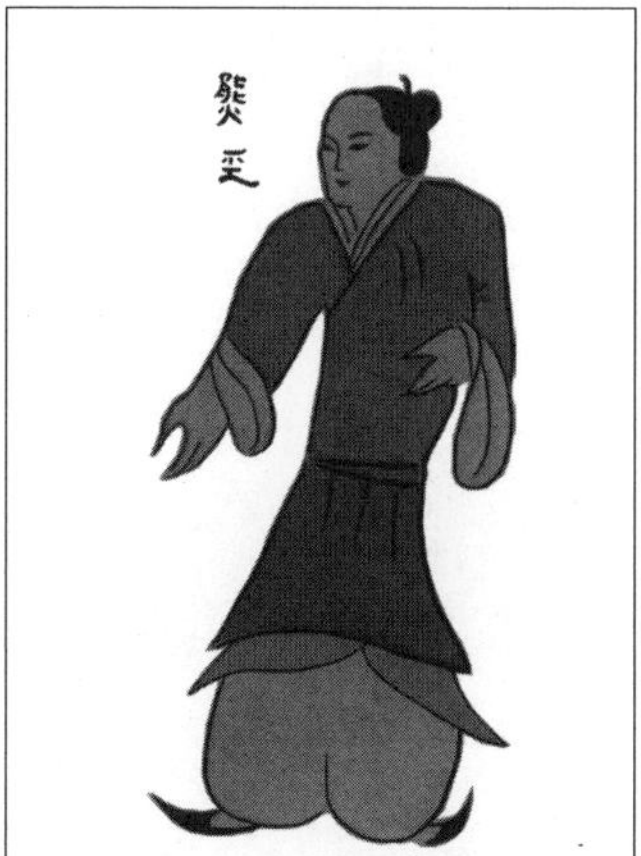

【注】
導引法としての熊経には、古来二つの解釈がある。一説は、熊が木によじ登る動作をして気を導引する、とする。『莊子』刻意篇、「熊經鳥申」。『經典釋文』莊子音義引く司馬彪注「若熊之攀樹而引氣也」。成玄英疏「如熊攀樹而自懸」。『後漢書』卷八二下・華佗傳の李賢注「熊經、若熊之攀枝自懸也」。もう一説は、熊が身体を動揺させるさまとする。『淮南子』精神訓、「熊經鳥伸」。高誘注「經、

動搖也」。『導引圖』の図像は、後説に近く、熊が身体を揺する姿、あるいは身体を揺すりながら歩く姿と解釈できる。張家山『引書』に、「熊經以利腜背」とある。

「初歩研究」、「とび色の長い服を着て、腰を束ねている。斜め横向きに立ち、身体を回転させている姿態。両腕は肘をやや曲げた状態で前にだしている」。

圖四二、𧊒恨

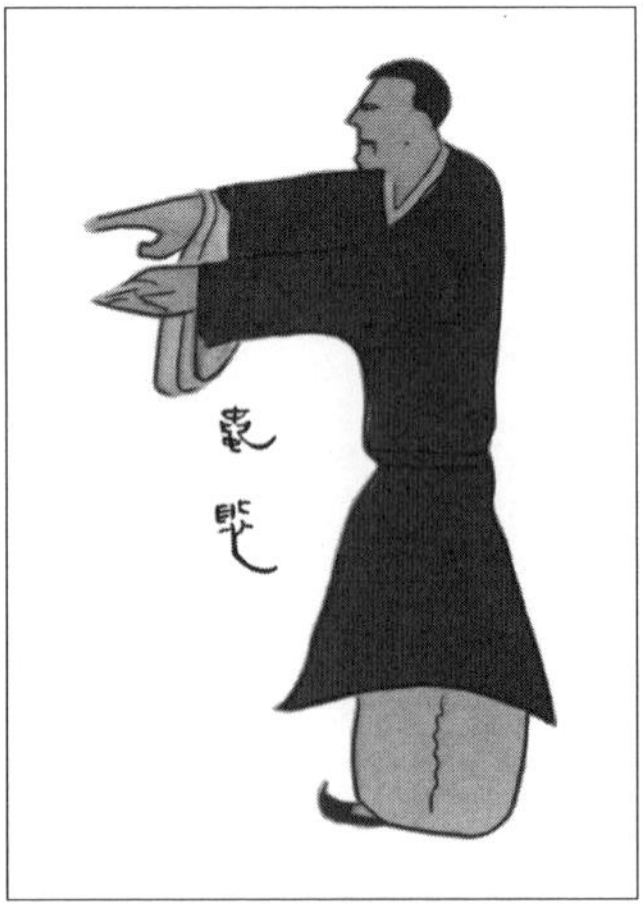

【注】

題名は未詳。「初歩研究」、「藍色の長い服を着て、横向きに立っている。両腕は前方に水平に伸ばし、まっすぐ前を見つめ、息をころしているような姿態」。

圖四三、（欠題）

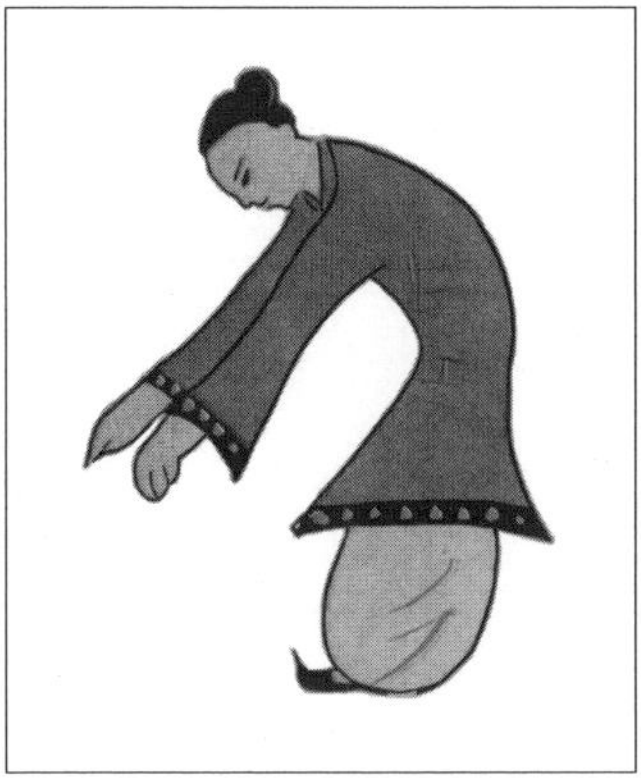

【注】

「初歩研究」、「とび色の長い服を着ている。横向きに立ち、身をやや屈めて俯き、両腕を前方斜め下方に伸ばしている」。

圖四四、鸇《せん》

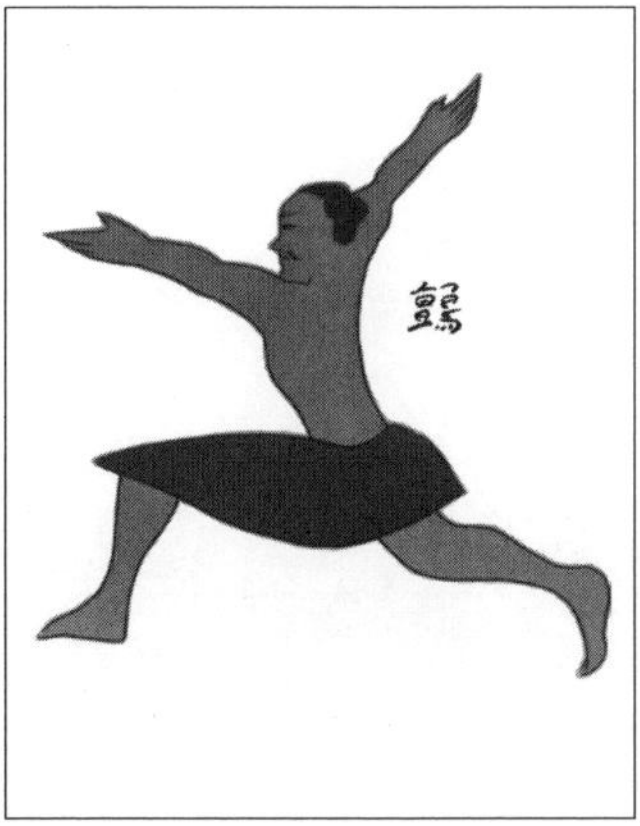

【注】

鸇《せん》は、猛禽類の一種、鷂《よう》の属。『爾雅』釋鳥、「晨風、鸇」。郭璞注「鷂属」。導引の名称としての「鸇」は、他の文献には見えないが、『淮南子』精神訓に「鴟視《しし》」という名称が見える。鴟《し》も猛禽類の一種である。あるいは同類の術式かもしれない。また「鴟顧《しこ》」ともいう。『後漢書』巻八二下・華佗傳、「熊經・鴟顧」。李賢注「鴟顧、身不動而迴顧也」。

「初歩研究」、「上半身裸で、藍色の裳（腰巻き）をつけ、裸足である。両足は（前後に）弓なりに開き、両腕は左右に伸展して前に突き進むような姿態」。

養生方

一、老不起

本文 一

〔老不起[一]〕。□□□□□□□□臭可□□□□□□□□□□□□□□□□□□□□□□□□□□□和則
□乃□□□□□□下[二]⧄

〔老不起〕。……臭可……和すれば則ち……乃ち……下……

【注釈】

（一）老不起——馬王堆漢墓帛書整理小組注（以下、整理小組注と略称する）「小標題の老不起は、本書巻末の目録に拠って補った。本書には合計三十二の小標題がある」。「不起」は「陽不起」のことで、陰茎が勃起しないことをいう。「老不起」は、老年性の性機能減退による勃起不能を指す。『千金要方』巻二〇・雑補第七、「治陽不起方。原蠶蛾未連者一升、陰乾、去頭足毛羽、末之、白蜜丸如梧子。夜臥服一丸、可行十室。昌蒲酒止之」。

（二）整理小組注「本帛書の冒頭部が欠損しているため、本方が第一方であるか否かを確定できない」。

【口語訳】

老年性勃起不能方。（以下、訳文省略）

本文　二

〔一曰〕、以瘨棘（一）爲醬（二）方。〔刌（三）〕瘨棘長寸□節者三斗、□□□□□□□□之、以藋堅（四）〔稠〕節者爨、大潰、止火、潰定、復爨之。不欲如此、二斗半□□□□□□、以故瓦器盛、□爲剛、炊秫米（五）二斗而足之（六）。氣孰、□旬□寒□卽乾□□□□□沃之、居二日而□漿、節巳。近内（七）而飲此漿一升。漿□□□□□□□□□□□□□侍（八）其汁、節漿□□以沃之、令酸甘□□飲之。●雖□□□□□□□□□□□□□□□□□□□使人卽起。漿所〼

〔一に曰わく〕、瘨《てん》（顚）棘《きょく》を以て醬（漿）を爲《つく》る方。瘨（顚）棘を〔刌《き》〕り長さ寸にして…節なる者三斗、……之を……、藋《かん》の堅く〔稠〕節なる者を以て爨《かし》ぎ、大いに潰（沸）けば、火を止め、潰（沸）くこと定まれば、復た之を爨ぐ。此の如きを欲せざれば、二斗半……、故《ふる》き瓦器を以て盛り、…を剛と爲し、秫《じゅつ》米二斗を炊《かし》ぎて之を足《と》る。氣孰（熟）すれば、…旬…寒…卽ち乾……之に沃《そそ》ぎ、居ること二日にして漿と…、節（卽）ち已《や》む。内に近づかんとすれば而《すなわ》ち此の漿を飲むこと一升。漿……其の汁を侍《たくわ》（偫）え、節（卽）ち漿……以て之に沃ぎ、酸甘ならしめ……之を飲む。●雖……人をして卽ち起たしめん。漿所……

【注釈】

（一）瘨棘――「瘨棘」は、「顚棘《てんきょく》」で、天門冬《てんもんとう》の別名。『政和本草』巻六・草部上品之上引く『神農本草經』、「天門冬。味苦、平。主諸暴風濕偏痺、强骨髓、殺三蟲、去伏尸。久服、輕身、益氣、延年。一名顚勒《てんろく》」。同じく引く『名醫別錄』、「保定肺氣、去寒熱、養肌膚、益氣力、利小便、冷而能補、不飢」。同じく引く陶弘景『本草經集注』、「一名顚棘」。孫思邈『千金要方』巻二〇・雜補第七、「治陽不起方。……又方。常服天門冬亦佳」。

（二）醬――「醬」は「漿」の仮借字。漿は、醸造して造る酸味飲料の一種。『周禮』天官・酒正、「辨四飲之物。……三曰漿」。鄭玄注「漿、今之截漿也」。孫詒讓『周禮正義』巻九、「鄭内則注亦云、漿、酢截。說文水部漿、西部截並云、酢漿也。……案漿截同物、纍言之則曰截漿。蓋亦釀糟爲之、但味微酢耳」。

（三）刌――刌《そん》は、切る。『儀禮』特牲饋食禮、「刌肺三」。鄭玄注「今文刌爲切」。『說文解字』、「刌、切也」。

（四）藿――藿《かん》は、葦の一種で細いもの。整理小組注「藿は、すなわち『說文解字』の萑《かん》である。古書のは多くは、萑に作りあるいは藿に作る」。『周禮』春官・司几筵の鄭玄注「萑、如葦而細者」。桂馥『說文解字義證』参照。

（五）秫米――秫《じゅつ》米は、今の高粱米で、酒の原料の一つ。『政和本草』巻二五・米穀部中品引く『名醫別錄』、「秫米。味甘、微寒。止寒熱、利大腸、療漆瘡」。同じく引く陶弘景『本草經集注』、「此人以作酒及煮糖者。肥軟易消。方藥不正用、惟嚼以塗漆及釀諸藥醪」。

（六）足――一説は「足」を「捉」の仮借字とする。『說文解字』、「捉、……一曰握也」。したがって、ここでは、汁をしぼるという意味になる。

（七）近内――『五十二病方』「諸傷」に「毋近内」とあり、整理小組注は「近内」を房事と解する。『春秋左傳』僖公十七年、「齊侯好内」。同じく昭公元年、「是謂近女、室疾如蠱」。

（八）侍――「侍」は「偫」。偫は、たくわえる。『漢書』巻九七上・外戚傳上、「孝武衞皇后……主見所偫美人」。顏師古注「偫、儲偫也」。『說文解字』、「儲、偫也」。「偫其汁」は、得られた液汁を貯蔵すること。

【口語訳】

一方。天門冬で飲料を造る方法。天門冬を長さ一寸に切り、節の…もの三斗を用意し、……これを……、堅くて節の密な葦（を燃料として）煮て、沸騰したら火を止め、沸騰が静まれば、また煮る。この方法を用いないときは、二斗半は……、古い素焼きの土器に入れる。（ほかに）高粱米二斗を（強火で）煮て、汁をしぼる。発酵してきたら、…旬…寒…そこで乾かし……これに注ぎ、二日置いて飲料に（なったら）、そこで止める。房事を行おうとするときは、この飲料一升を飲む。飲料は……その汁を貯蔵しておき、飲料……をそれに注いで、甘酸っぱい味にして……それを飲む。たとえ……でも……すぐに勃起する。飲料の……

本文　三

〔一曰〕、□□□□□漬烏(一)〔冢〕〼□□矣。有〼

〔一に曰わく〕、……烏〔冢〕(喙)を漬《ひた》し…………矣。有……

【注釈】

(一)整理小組注「帛書では、この行以下が欠損していて、行数は不明である」。

【口語訳】

一方。(以下、訳文省略)

二、爲醴

本文 一

〔爲〕醴。(一) 爲醴、取黍米稻米□□□□□□□□□□□□□□□□□□□稻醴孰、卽誨朝厭欼(二)□
□□□□□更⧄

〔爲〕醴。醴《れい》を爲《つく》るに、黍《しょ》米、稻米を取り……稻醴孰（熟）すれば、卽ち朝誨（毎）に厭欼《えんせつ》（歠）し……更……

【注釈】

（一）醴――醴《れい》は、甘酒の一種であり、薬酒としても用いられた。『黄帝内經素問』湯液醪醴論篇、「黄帝問曰、爲五穀湯液及醪醴奈何。岐伯對曰、必以稻米炊之稻薪。稻米者完、稻薪者堅」。王冰注「醪醴謂酒之類也」。『周禮』天官・酒正、「辨五齊之名。……二曰醴齊」。鄭玄注「醴猶體也。成而汁滓相將、如今恬酒矣。……自醴以上尤濁縮酌者。……玄謂、齊者每有祭祀以度量節作之」。『漢書』卷三六・楚元王傳、「元王每置酒、常爲穆生設醴」。顔師古注「醴、甘酒也。少麴多米、一宿而熟、不齊之」。

（二）厭欼――厭《え》は、飽きる。『國語』晉語九、「願以小人之腹爲君子之心、屬厭而已」。韋昭注「厭、飽也」。欼（歠）は、飲む・すする。『楚辭』大招、「不歠役只」。王逸注「歠、飲也」。「厭歠」は、飽飲すること。

【口語訳】

甘酒を造る方。甘酒を造るには、黍と稲の脱穀したものを用意し、……（黍米と）稲米で造った甘酒が発酵したら、毎朝飽きるほど飲み……更……

三、不起

本文　一

〔不〕起。爲[一]不起者、且[二]爲善水䰞而□□、〔以〕厭爲故、[三]□□□□□□□□□□□□□然、而□出之、如此二、且起矣。勿□□有益二日不用□□以□水□之□□□□□□把、用□□、已後再欬一、已後三□、〔不〕過三欬、珵[四]後用□□。其欬毋相次□□□□□□□□欬。若已施、以寒水淺、[五]毋□□必有欬。飲食□□□棄水已必以□□□□□氣鉤[六]口印之、比□、稍以鼻出氣、□□復氣。□老者□

〔不〕起。起たざるを爲《おさ》むる者は、且に善水の䰞（粥）を爲《つく》りて……、厭《あ》くを〔以て〕故《こと》と爲し、……然、而して…之を出し、此の如く二たびすれば、且《まさ》に起たんとす。勿……有益二日不用……以…水…之……把、用……、已《い》後再欬《せつ》（歠）すること一たび、已後三…、三欬（歠）を過ぎ〔ず〕、珵《た》ちし後用……。其れ欬《すす》（歠）るに相次する毋かれ……欬（歠）。若《も》し已《すで》に施せば、寒水を以て淺《そそ》（濺）ぎ、……必ず有（又）た欬（歠）ること毋かれ。飲食……棄水已必以……氣鉤口印（仰）之、比…、稍《ようや》く鼻を以て氣を出し、……復氣。…老者……

【注釈】

（一）爲——ここでは、「治」の意味。『春秋左傳』成公十年、「公疾病、求醫于秦。秦伯使醫緩爲之」。杜預注「爲、猶治也」。

（二）且——且は、明け方、早朝。『黄帝内經靈樞』順氣一日分爲四時篇、「夫百病者、多以旦慧晝安夕加夜甚、何也」。

（三）以厭爲故——厭は、飽きる。方二「爲醴」本文一の注（二）参照。「故」の意味については、『五十二病方』「癃病」に「以多爲故」

とあり、整理小組注は「以多爲度」の意味にとる。法度、限度の意味であろう。『呂氏春秋』知度篇、「非晉國之故」。高誘注「故、法也」。他の文例として、『黄帝内經素問』離合眞邪論篇、「以得氣爲故」。

（四）珵——整理小組注は「珵《てい》」を「挺《てい》」に解する。『説文解字』、「挺、拔也」。ここでは、陽萎が治癒し、陰茎が勃起して、挺直するの意味に解する。

（五）淺——「淺」は「濺」。『廣韻』下平・一・先、「濺、疾流皃」。『集韻』去・三三、「濺・淺、水激也」。整理小組注は、『五十二病方』「牝痔」の「以寒水淺（濺）其心腹、入矣」及び『醫心方』巻二八・用藥石第二六引く『玉房秘決』の「治男子陰萎不起……若强不止、以水洗之」を引いて、冷水を注いで洗浄することと解する。

（六）鉤——整理小組注は「鉤」を「呴《く》」に解する。『漢書』巻六四下・王褒傳、「呴嘘呼吸如僑松」。顔師古注「呴嘘、皆開口出氣也」。本書『却穀食氣』篇の注（一三）参照。

【口語訳】

勃起不能方。勃起不能を治療するには、早朝によい水で粥をつくり……量は飽きるのを限度とし、……然、そして…それを出し、二度このようにすれば、勃起するであろう。勿……有益二日不用……以…水…之……把、用……、その後は二口啜《すす》ることを一度行い、その後は三…、三口以上啜ってはならない。勃起したら用……。続けて啜ってはならない……啜。房事が終わったら、冷たい水を注いで洗浄し、……ぜったいにもう一度啜ってはならない。飲食……棄水已必以……気呴口仰之、比…、すこしずつ鼻から気を出し、……復気。…老者……

四、加

本文　一

加(一)。以五月望取萊(二)蕳(三)、陰乾(四)治(五)之、有治白松脂之(六)□□□□□□□□□□□各半之、善裹以韋。日一飲之。誨飲、三指最(七)入酒中、□□□□□□□□□□□力善行。雖旦莫飲之、可毆。

加。五月の望《もち》を以て萊《らい》、蕳《かん》を取り、陰乾して之を治《や》し、有（又）た白松脂の……を治し……各おの之を半ばにし、善《よ》く裹《つつ》むに韋《なめしがわ》を以てす。日に一たび之を飲む。飲む誨（毎）に、三指最（撮）もて酒中に入れ、……力を…善く行く。旦莫（暮）に之を飲むと雖も、可毆《なり》（也）。

【注釈】

（一）加——整理小組注は、『國語』魯語上「今無故而加典、非政之宜也」の韋昭注「加、益也」を引いて、ここでの意味を「補益」とする。『春秋左傳』定公九年、「苟有可以加於國家者」、杜預注「加、猶益也」。『廣雅』釋詁二、「益、加也」。

（二）萊——整理小組注は「萊《らい》」を「藜《れい》」と解する。『詩經』小雅・南山有臺、「南山有臺、北山有萊」。『說文解字』、「萊、蔓華也」。『爾雅』釋草、「釐《り》、蔓華」。『太平御覽』卷九九八・藜引く陸璣『詩義疏』、「萊、藜也。莖葉皆似生菊。今兗州蒸以爲茹、謂之萊蒸」（「蒸」字は『齊民要術』卷一〇引く『詩義疏』に拠って補う）。ただし、一説は「茱萸《しゅゆ》」と解するほうが本方の意に合うという。『齊民要術』卷一〇引く『三蒼』、「萊、茱萸」。『政和本草』卷一三・木部中品・山茱萸引く『名醫別錄』、「強陰、益精、安五藏、通九竅、止小便利、明目、強力、長年」。同じく引く『雷公炮炙論』、「能壯元氣、秘精。核能滑精」。

（三）蕳——すなわち蘭である。『詩經』鄭風・溱洧、「士與女方秉蕳兮」。毛傳「蕳、蘭也」。陸璣『毛詩草木鳥獸蟲魚疏』、「蕳、卽蘭、香草也。……其莖葉似藥草澤蘭、但廣而長節、節中赤、高四五尺」。『政和本草』卷七・草部上品之下引く『神農本草經』、「蘭草。味辛、平。

主利水道、殺蟲毒、辟不祥。久服、益氣、輕身、不老、通神明。一名水香」。

（四）陰乾——陰乾は、陰干し、風通しのよい日陰に置いて、ゆっくりと乾燥させること。『政和本草』巻一・序例上・梁陶隱居序引く『神農本草經』序錄、「藥有……陰乾暴乾、……並各有法」。同じく引く「梁陶隱居序」、「經說陰乾者、……正是不露日、暴於陰影處乾之爾」。

（五）冶——『說文解字』に「冶、銷也」「銷、鑠金也」とあるように、「冶」の本義は、金属を溶錬することであるが、医書では「つき砕いて粉末にする」の意味で用いられる。『千金要方』巻一・合和第七、「凡云末之者、謂擣篩如法也」。『醫心方』巻二三・治產後汗出法第卅五、「錄驗方。治產後虛勞汗出不止牡厲散方。牡厲二兩、干薑二兩、麻黃根二兩。凡三物冶篩」。

（六）白松脂——松脂は、まつやに。白松脂は、練って白くなったもの。『政和本草』巻一二・木部上品引く『神農本草經』、「松脂。味苦、溫。主疽、惡瘡、頭瘍、白禿、疥瘙、風氣、安五藏、除熱。久服、輕身、不老、延年」。同じく引く『名醫別錄』、「錬之令白。其赤者主惡痺」。

（七）三指最——「最」は「撮」。三指撮は、親指と人さし指と中指の三本の指先でつまんだ量。『說文解字』、「撮、四圭也」。『漢書』巻二一上・律曆志上、「量多少者不失圭撮」。王劭注「圭、自然之形、陰陽之始也。四圭曰撮、三指撮之也」。

【口語訳】

補益方。五月十五日に藜《れい》（あるいは茱萸《しゅゆ》）と蘭を採取し、陰干しして、それをつき砕いて粉末にする。さらに、練って白くなった松脂《まつやに》の…をつき砕いて粉末にし、……それぞれを半量にして、なめし革でしっかりと包んでおく。一日に一度それを飲む。飲むたびに、三本の指先でつまんだ量を酒の中に入れる。……力を（益し）歩行能力を増強する。明け方と暮れ方に飲んでもかまわない。

五、筭

本文　一

筭(一)。以五月望取蚩鄉軵者籥(二)、入籥□盈。籥長五□□□□□□□□□□之、置甗(三)中、傅茷(四)炊澤上□□而出、重□□□□□□□□□□□□不智(五)、卽取籥中樂大如黍、⧄

筭。五月の望を以て蚩《てん》鄉軵者籥《やく》を取り、籥に…を入れて盈《み》たす。籥の長さ五……之、甗《げん》の中に置き、茷（策）を傅《し》きて澤の上《ほとり》に炊《かし》ぎ……而して出し、重ねて……智《い》（知）えざれば、卽ち籥中の樂（藥）の大きさ黍《しょ》の如きを取り、……

【注釈】

（一）筭――整理小組注は「筭《さん》」を「孱《せん》」に解する。孱は、軟弱の意。『五十二病方』残片（七）「痿入中」にもこの字が見える。『史記』巻八九・張耳陳餘列傳、「生平爲氣、乃怒曰、吾王孱王也」。『集解』引く孟康注「冀州人謂懦弱爲孱」。『索隱』引く服虔注「弱小貌也」。

（二）蚩鄉軵者籥――「蚩鄉軵者」については不明。一説は竹蝨《ちくしつ》と解する。『說文解字』、「蚩、蟲申行也」。段玉裁注「各本作曳行。以讀若騁定之、則伸行爲是。今正」。『玉篇』巻二五・虫部、「蚩、丑善切。蟲伸行」。鄉軵は、趨附（おもむき付与する）の意味に解される。籥は、整理小組注をはじめ各注ともに竹管と解する。したがって、「蚩鄉軵者籥」は、小虫が群がり集まる竹管を指し、本草にいう竹蝨がそれに該当するという。『本草綱目』巻四一・竹蝨、「集解。時珍曰、竹蝨生諸竹、及草木上皆有之。初生如粉點、久便能動、百十成簇。形大如蝨、蒼灰色。或云濕熱氣化、或云蟲卵所化。古方未有用者。惟南宮從岣嶁神書云、……春秋竹内有蟲似蝨而蒼、取之陰乾、可治中風。卽是也。氣味、有毒。主治、中風、半身不遂、能透經絡、追涎。時珍」。「筭」を「孱」と読み、肢体が痿《な》えて軟弱無力になる病症と解すれば、竹蝨の主治はよく本方と合致する。一考に値しよう。

（三）甗――甗《げん》は、古代の炊器の一種。青銅製あるいは陶製。上下二層になっており、上部は甑《こしき》、下部は鬲《かなえ》で、上部で蒸し下部で煮ることができる。『周禮』考工記・陶人、「陶人爲甗、實二鬴、厚半寸、唇寸」。鄭玄注「量六斗四升曰鬴。鄭司農云、甗、無底甑」。

（四）笯——「笯」は「策」。策は、文字を記すための竹のふだ。『儀禮』聘禮、「若有故、則卒聘、束帛加書將命、百名以上書於策、不及百名書於方」。鄭玄注「策、簡也。方、板也」。『禮記』中庸、「哀公問政。子曰、文武之政、布在方策、其人存則其政擧、其人亡則其政息」。鄭玄注「方、板也。策、簡也」。

（五）智——「智」は「知」。知には、治癒の意味がある。『方言』三、「差、間、知、愈也。南楚病愈者謂之差、或謂之間、或謂之知。知、通語也」。また、治療効果が現れるという意味がある。『黄帝内經素問』刺瘧篇、「十二瘧者、……先其發時、如食頃而刺之、一刺則衰、二刺則知、三刺則已」。『素問』腹中論篇、「岐伯曰、治之以雞矢醴、一劑知、二劑已」。一説は「不知」を「麻木不仁」、すなわち感覚麻痺とする。

【口語訳】

虚弱症方。五月十五日に虫郷軵者（小虫の群がり集まる?）竹を取り、竹管いっぱいに満たす。竹管の長さ五……それを…、こしきの中に置いて、竹のふだを敷いて沢のほとりで煮て、……して出し、かさねて……。治療効果が現れなければ、竹管の中の黍粒大の薬を取り、……

本文　二

〔一〕曰、以五月□備⿱兔令(一)、嵬黄、卽□□□□□□□□□□□□□□□□□□□□□□多爲善臧⧄

〔一に〕曰わく、五月を以て備⿱兔令を…、嵬《わず》（巍）かに黄なるは、卽ち……多爲善く臧《おさ》（藏）め……

【注釈】

（一）備⿱兔令——整理小組注は「備⿱兔令」を「茯苓」と解する。『神農本草經』が茯苓の別名として「茯菟」をあげ、「⿱兔令」字が兔に従うからである。『政

和本草』巻一二・木部上品引く『神農本草經』、「茯苓。味甘、平。主胸脇逆氣、憂恚驚邪、恐悸、心下結痛、寒熱煩滿、欬逆、口焦舌乾、利小便。久服、安魂、養神、不飢、延年。一名茯菟」。

【口語訳】

一方。五月に茯苓を採集し、わずかに黄ばんでいるものは、……（量が多ければ）ちゃんと収蔵しておき……

本文　三

〔一〕曰、治中（一）者、段烏〔豙〕（二）□□□□□□□□□□□□□□□□□□□□□□□□□□此醯（三）〼（四）

〔一に〕曰わく、中を治むる者は、烏〔豙〕（喙）を段《う》ち……此の醯《けい》……

【注釈】

（一）治中――一説は「補中」と同じ意味であるとし、一説は「性的機能を保養し強化する方法」とする。その場合、「中」は陰茎を指す。『諸病源候論』巻六・强中候、「强中病者、莖長興盛不痿（一作不交、屬下句讀）、精液自出」。また、『雜療方』「内加」に「中身」とあり、一説は「中身」を陰茎と解している。いずれの意味かは定めがたいが、ここでは「補中」と解しておく。

（二）段烏豙――段は、椎《つち》で撃つこと。本帛書中に「以椎薄段之」と「段烏豙一升」の用例がある。『說文解字』、「段、椎物《つちうつ》也」。「椎、所以撃也」。段玉裁注「所以二字、今補。器曰椎。用之亦曰椎」。「烏」の下に「豙（喙）」を補う。烏喙《うかい》は、烏頭《うず》の別名、また附子ともいう。『政和本草』巻十・草部下品之上引く『神農本草經』、「烏頭。味辛、溫。主中風、悪風、洗洗出汗、除寒濕痺、欬逆上氣、破積聚寒熱。其汁、煎之、名射罔。殺禽獸。一名奚毒、一名卽子、一名烏喙」。

（三）醯――「醯」は、「酢」。『說文解字』、「醯、酸也」。「酸、酢也。……關東謂酢曰酸」。『政和本草』巻二六・米穀部下品引く『名醫別錄』、「酢。味酸、溫、無毒。主消癰腫、散水氣、殺邪毒」。同じく引く陶弘景『本草經集注』、「醋酒爲用、無所不入、逾久逾良、亦謂之醯。

以有苦味俗呼爲苦酒」。

（四）整理小組注「帛書はこの行以下が欠損していて、行数は不明である」。

【口語訳】

一方。体内の精気を補うには、烏頭《うず》を叩いて……この酢……

六、爲醪勺

本文 一

爲醪(一)勺(二)。以美酒三斗漬麥□□□□□□□□□□□□□成醪飲之。男□□□以稱醴(三)煮韰(四)☐

爲醪勺《ろうしゃく》（酌）。美《うま》き酒三斗を以て麥を漬《ひた》し……醪と成して之を飲む。男……稱《よ》き醴《れい》を以て韰《かい》（薤）を煮……

【注釈】

（一）醪――醪は、濁り酒の一種。薬酒としても用いられた。『說文解字』、「醪、汁滓酒也」。『齊民要術』巻七・笨麴幷酒第六六引く『食經』、「食經作白醪酒法。生秫米一石、方麴二斤。細剉、以泉水漬麴、密蓋、再宿。麴浮起、炊米三斗、酘之、使和調、蓋。滿五日乃好酒。甘如乳。九月半後不作也」。『黃帝内經素問』湯液醪醴論篇、「黃帝問曰、爲五穀湯液及醪醴奈何」。王冰注「醪醴、謂酒之屬也」。『素問』玉版論要篇、「其見大深者、醪酒主治、百日已」。『素問』血氣形志篇、「形數驚恐、經絡不通、病生於不仁、治之以按摩醪藥」。王冰注「醪藥、謂酒藥也」。

（二）勺――「勺」は、「酌」の仮借字。「酌」の本義は酒を杯に注いで人に飲ませることであるが、ここでは、酒の意味で使われている。したがって、「醪酌」は「醪酒」であり、『素問』にいう薬酒である。『漢書』巻二二・禮樂志第二、「武王作武、周公作勺。勺、言能勺先祖之道也」。顔師古注「勺讀曰酌。酌、取也」。『說文解字』、「酌、盛酒行觴也」。『禮記』曲禮下、「凡祭廟之禮、……酒曰淸酌」。

（三）稱醴――「稱」は、ここでは「好」の意味に解する。『爾雅』釋言、「偁、好也」。郭璞注「物偁人意亦爲好」。『經典釋文』は「偁」を「稱」に作る。醴は、甘酒の一種。方二「爲醴」の注（一）参照。したがって、「稱醴」は美醴・美酒の意味。「稱醴」は方一三「去毛」にも見える。

（四）韰――「韰《かい》」は、「薤《かい》」の仮借字。薤は、にらの一種。『政和本草』巻二八・菜部中品引く『神農本草經』、「薤。味辛。主金瘡、瘡敗。

輕身、不飢、耐老」。

【口語訳】

濁り酒を造る方。上質の酒三斗で麦をひたし……濁り酒を造ってそれを飲む。男は……よい甘酒で薤《にら》を煮て……

七、治

本文　一

〔治〕[一]。以雄鶏[二]一、産搣[三]、□谷之[四]□□□□□□□□□□、陰乾而治、多少如鶏、□令大如□□□□□□□□□□藥、〔以〕其汁漬脯三日。食脯四寸、六十五[五]。

〔治〕。雄鶏一を以て、産《い》きながら搣《ぬ》き、…之を谷《あら》（浴）い……、陰乾して治し、多少は鶏の如くにし、…大きさをして…の如からしめ……藥、其の汁を〔以て〕脯《ほじし》を漬《ひた》すこと三日。脯を食らうこと四寸なれば、六十五。

【注釈】

（一）治――整理小組注「小標題の治は、目録に拠って補った。目録のこの標題も補って挿入されたものである」。標題の「治」の意味について、一説は方五「筭」、方六「爲醪勺」に続いて「虚弱症を治療する精力増強方」であるとし、一説は「治陰の道を主たる内容とする」ものであるとし、一説は「治」を病名と解して「怠と読むべきであろう」とする。ただ、本方の末尾にある「六十五」という数字については、服薬後の強壮効果を具体的数字で表したと解釈できるので、本方の内容は、男性の精力増強方であろう。後注（五）及び方二六「治」を参照。

（二）雄鶏――『政和本草』巻一九・禽部引く『神農本草經』上品、「丹雄雞。味甘、微溫。主女人崩中漏下、赤白沃。補虚、溫中、止血。通神、殺毒、辟不祥」。

（三）産搣――整理小組注「産搣は、生搣であり、鶏を活かしたままその羽毛を抜くという意味である」。他注もこれに従う。『説文解字』、「揃、搣也」「搣《べっ》、批《し》也」。『急就篇』、「沐浴揃搣寡合同」。顔師古注「揃搣、謂鬄抜眉髮也。蓋去其不齊整者」。『廣韻』入・十七・薛、「搣、手抜、又摩也、批也、捽也」。『玉篇』手部・第六六、「搣、民烈切。摩也。莊子云揃搣、抜除也」。

（四）谷――整理小組注は「谷」を「浴」と解する。「浴」の本義は身体を洗うこと。『説文解字』、「浴、洒身也」。「洒、滌《あらう》也」。

（五）六十五――整理小組注「以下の数方の末尾にも一十、廿、十などの数字がある。多分いずれも『醫心方』巻二八引く『玉房指要』にいうところの十餘不息と同じ意味であろう」。『醫心方』巻二八・用薬石第二六、「玉房指要云、治男子欲令健作房室一夜十餘不息方。……服之、一夜行七十女」。つまり、服薬後の強壮効果を具体的数字で表したと解釈している。一説は健康回復あるいは治療効果が現れるに要する日時を指しているとする。たとえば、『黄帝内經素問』玉版論要篇、「容色見上下左右、各在其要。其色見淺者、湯液主治、十日已。其見深者、必齊主治、二十一日已。其見大深者、醪酒主治、百日已」。

【口語訳】

強壮方。雄の鶏一羽を用意し、活きたままで羽毛を抜き、…それを洗い……陰干ししてから、つき砕いて粉末にし、分量は鶏の量に合わせ、…大きさを……大にし……薬、その汁で干し肉を三日間ひたす。干し肉を四寸食べると、六十五人（を御することができる）。

本文　二

〔一〕曰、取黄蜂駘廿（一）、置一桮醴中、□□日中飲之、一十。　易（二）

〔一に〕曰わく、黄蜂駘廿を取り、一桮（杯）の醴《れい》中に置き、……日中に之を飲めば、一十。　易

【注釈】

（一）黄蜂駘――『五十二病方』「加」に「以蠭（蜂）駘弁和之」とあり、そこの整理小組注は「蜂駘」を「蜂子」とする。『政和本草』巻二〇・蟲魚部上品引く『神農本草經』、「蜂子。味甘、平。主風頭、除蠱毒、補虚羸傷中。久服、令人光澤、好顏色、不老」。同じく「大黄蜂子。主心腹脹滿痛。輕身、益氣」。一説は「駘《たい》」は「飴《い》」に通じ、かつ『政和本草』巻二〇引く『神農本草經』上品・

石蜜に「一名石飴」とあることから、「蜂飴」を「蜂蜜」とする。また一説は「飴」を「治」の仮借字とし、帛書では蜂卵・蜂飴・黄蜂の三者を区別していることから、「蜂飴」を「蜂房」とする。『政和本草』巻二一・蟲魚部中品引く『神農本草經』、「露蜂房。味苦、平。主驚癇……一名蜂腸」。同じく引く『唐本草』、「灰之、酒服、主陰痿」。ここでは、黄蜂子とする整理小組の説が妥当であろう。

（二）易——ここと後出の方一〇「勺」の行末下方にも「易」字がある。その意味は不明。一説は帛書を抄写した者が記した標識と解し、また一説は後世の「簡易方」もしくは「便方」に相当するとする。ここでは、簡易方と解しておく。

【口語訳】

一方。黄蜂の子二十を取り、一杯の甘酒の中に入れ、……正午にそれを飲めば、十人（を御することができる）。簡易方

本文　三

〔一〕曰、取黄蜂百(一)、以美醬一桮漬(二)、一日一夜而出、以汁漬疸糗九分升二(三)。誨食、以酒飲三指最(四)。

〔一に〕曰わく、黄蜂百を取り、美《うま》き醬（漿）一桮（杯）を以て漬《ひた》し、一日一夜にして出し、汁を以て疸《せん》（饘）糗《きゅう》九分升二を漬す。食らう誨（毎）に、酒を以て三指最（撮）を飲む。

【注釈】

（一）黄蜂——本方の本文二の注（一）参照。

（二）醬——「醬」は、肉を塩や酢などに漬け込んだしおから。『周禮』天官・膳夫、「凡王之饋、……醬用百有二十甕」。鄭玄注「醬、謂醯醢也」。

また、穀類を発酵させた調味料。『論語』郷黨篇、「不得其醤不食」。何晏『集解』引く馬融注「魚膾、非芥醤不食」。しかし、後文に「汁を以て漬す」とあるので、「醤」は「漿」の仮借字であろう。漿は、醸造して造る酸味飲料の一種。方一「老不起」本文二の注（二）参照。

（三）疸糗——整理小組注は「疸《たん》」を「饘《せん》」の仮借字とする。饘は、濃厚な粥。『禮記』内則、「饘、酏」。鄭玄注「酏、粥也」。『經典釋文』、「饘、之然反、厚粥也。酏、羊支反、薄粥也」。糗は、炒った米や麦。『説文解字』、「糗、熬米麥也」。また冷えた粥を指す。『國語』楚語下、「於是乎毎朝設脯一束、糗一筐以羞子文」。韋昭注「糗、寒粥也」。整理小組注は『説文』に従い、「饘糗」を「炒った米粉あるいは麺粉の濃厚なもの」とする。各注もこれに従う。

（四）三指最——方四「加」の注（七）参照。

【口語訳】

一方。黄蜂を百匹取り、一杯の酸味飲料にひたし、一昼夜たったら黄蜂を取り出し、残りの汁で炒った米粉あるいは麺粉の濃厚なもの九分の二升をひたす。食事のたびに、三本の指先でつまんだ量を酒で飲み下す。

本文　四

〔一〕曰、平陵（一）呂樂（二）道、贏（三）中蟲陰乾冶。欲廿（四）用七最（五）、欲十用三最、酒一桮。

〔一に〕曰わく、平陵の呂樂道《りょがくい》えらく、贏《ら》（蠃）中蟲もて陰乾して冶す。廿たびを欲すれば七最（撮）を用い、十たびを欲すれば三最（撮）を用い、酒一桮（杯）。

【注釈】

（一）平陵——地名。整理小組注は『漢書』地理志の済南郡東平陵とする。もとの斉国、今の山東省歴城県の東。一方、馬継興は史常永

の考証（『中華全国首届馬王堆医書学術討論会論文集』所収、一九九〇。筆者未見）に依拠して、『水經注』汝水に記載される平陵（今の河南省新蔡県）とする。『水經注』汝水、「汝水又東南逕平陵亭北。……昔管蔡閒王室、放蔡叔而遷之。其子胡、能率德易行。周公擧之爲魯卿士、以見于王。王命之以蔡、中呂地也。以奉叔度祀、是爲蔡仲矣」。

（二）呂樂――人名。馬継興は史常永の考証に依拠して、呂樂を呂国の楽人と解し、職務をもって姓名としたものとする。

（三）贏中蟲――「贏」は「蠃」。整理小組注は「贏中蟲」を「蝸牛肉」とする。『說文解字』、「蝸、蠃也」。『政和本草』巻二一・蟲魚部中品引く『名醫別錄』、「蝸牛。味鹹、寒。主賊風喎僻、踠跌、大腸下脫、肛筋急及驚癇」。

（四）欲廿――一説は「欲廿」と後文の「欲十」は、性行為の回数を指すとする。

（五）七最――最（撮）は、三指撮の略で、七撮と後文の三撮は、三指撮の七倍量、三倍量と解する。

【口語訳】

一方。平陵の呂楽《りょがく》が伝える方。蝸牛《かたつむり》の肉を陰干しして、つき砕いて粉末にする。二十回行いたければ、三本の指先でつまんだ量の七倍量を取り、十回行いたければ、三本の指先でつまんだ量の三倍量を取り、一杯の酒（で飲み下す）。

八、麥卵

本文 一

〔麥〕卵（一）。有恆以旦毀鷄卵（二）入酒中、前飲（三）。明飲二、明飲三。有更飲一、明飲二、明飲三、如此〔盡〕卌二卵（四）、令人強益色美。

〔麥〕卵。有恆《つね》に旦を以て鷄卵を毀《こぼ》ちて酒中に入れ、前飲す。明けて二を飲み、明けて三を飲む。有〔又〕た更に一を飲み、明けて二を飲み、明けて三を飲み、此の如く卌二卵を〔盡くせ〕ば、人をして強益にして色美しからしむ。

【注釈】

（一）麥卵――整理小組注「本標題下の各方はみな鷄卵あるいは雀卵を主としている。『十問』黃帝問於大成条を参照のこと。また、本方は『雜療方』益内利中条とも類似している」。「麥卵」の「麥」の意味は不明。一説は、麦と卵には強壮、益精生子の意味があるという。『太平御覽』巻八三八引く『春秋說題辭』、「麥之爲言殖也。寢生觸凍而不息、精射刺直、故麥含芒生且立也」。『政和本草』巻一九・禽部引く『名醫別錄』、「雀卵。味酸、溫、無毒。主下氣、男子陰痿不起、強之令熱、多精有子」。『千金要方』巻二〇・雜補第七、「論曰、彭祖云、使人丁壯不老、房室不勞損氣力、顏色不衰者、莫過麋角。其法……然遲緩不及附子者、又以雀卵和爲丸、彌佳。服之二十日大有效」。

（二）鷄卵――『政和本草』巻一九・禽部引く『神農本草經』上品、「雞子。主除熱火瘡、癇痓。可作虎魄神物」。

（三）前飲――整理小組注「前飲は、食事前に飲服すること」。

（四）明飲二、明飲三……如此盡卌二卵――第一日目は一個、二日目は二個、三日目は三個の鷄卵を入れた酒を食前に服し、この行程を七度繰り返して二一日で四二個の鷄卵を服すること。なお『雜療方』「益内利中」の服用法も参照。

【口語訳】

麦卵方。つねに明け方に鶏卵を割って酒に入れ、食前に飲む。二日目は二個を飲み、三日目は三個を飲む。さらに（同じ行程を繰り返して）四日目は一個を飲み、五日目は二個を飲み、六日目は三個を飲む。このようにして（二一日で）四二個の鶏卵を飲み終えれば、強壮になり、気力が益し、顔色がよくなる。

本文　二

〔一曰〕、八月取毚纑(一)實陰乾、乾析取其米(二)、冶、以韋裹。到春、以牡鳥卵(三)汁畚(四)、完如鼠矢(五)、陰乾、□入八完叔醬(六)中、以食。

〔一に曰わく〕、八月に毚纑《とろ》の實を取りて陰乾し、乾けば析《さ》きて其の米《み》を取り、冶し、韋《なめしがわ》を以て裹《つつ》む。春に到れば、牡鳥卵の汁を以て畚《まぜあ》（弁）わせ、完（丸）めて鼠矢の如くし、陰乾し、……八完（丸）を叔《しゅく》（菽）醬中に入れ、以て食らう。

【注釈】

（一）毚纑――「毚纑」は、「菟蘆《とろ》」で、菟絲子《としし》の別名。『政和本草』巻六・草部上品之上引く『神農本草經』、「菟絲子。味辛、平。主續絶傷、補不足、益氣力、肥健。汁、去面䵟。久服、明目、輕身、延年。一名菟蘆」。

（二）米――「米」の本義は穀物の実。『說文解字』、「米、粟實也」「粟、嘉穀實也」。ここでは、菟絲子の実を指す。

（三）牡鳥卵――整理小組注は「牡鳥卵」を「雀卵」と解する。『政和本草』巻一九・禽部引く『名醫別錄』、「雀卵。味酸、溫、無毒。主下氣、男子陰痿不起、強之令熱、多精有子」。同じく引く『食療本草』、「（雀）卵白和天雄末、菟絲子末爲丸、空心酒下五丸。主男子陰痿不起」。本方とよく類似する。

（四）畚――「畚」は「弁」。弁は、用例から見るに、後世の方書中に見える「和（混ぜ合わせる・調合する）」と類義であろう。各注も攪拌・調合の意味に解している。

（五）鼠矢――「矢」は、「屎《し》（糞）」の仮借。『春秋左傳』文公十八年、「弗聽、乃入、殺而埋之馬矢之中」。『莊子』人間世、「夫愛馬者、以筐盛矢、以蜄盛溺」。『經典釋文』、「矢或作屎、同」。

（六）叔醬――「叔」は「菽」。菽は、豆類の総称。『説文解字』は「尗《しゅく》」に作り、「尗、豆也。尗象豆生之形也」。また、大豆をいう。『詩經』小雅・采菽、「采菽采菽」。鄭玄箋「菽、大豆也」。『經典釋文』、「菽、本亦作叔」。醬は、穀類を発酵させて造った調味料。方七「治」本文三の注（二）参照。

【口語訳】

一方。八月に菟絲子《としし》を採集して陰干しし、乾いたら割ってその種子を取り、つき砕いて粉末にし、なめし革で包んでおく。春になったら、雀の卵汁をあわせてかき混ぜ、鼠の糞の大きさに丸め、陰干しする。…八丸を取り、豆醬（豆の発酵食品）に入れて食べる。

本文　三

〔一曰〕、〔以〕春日鳥卵（一）一、毀投蘖糗中（二）、捖之、如大牛戒（三）。食多之善。

〔一に曰わく〕、春日鳥卵一を〔以て〕、毀ちて蘖糗《げつきゅう》中に投じ、之を捖（丸）めて、大なる牛戒《き》（蟣）の如くす。食らうに之を多くするも善し。

【注釈】

（一）春日鳥卵――整理小組注は「春日鳥卵」を「雀卵」とするが、その根拠は示されていない。一説は「春日」を季節の春、「鳥卵」を「雀卵」と解する。

（二）蘖糗——「蘖」は、「糱《げつ》」の俗字。『説文解字』、「糱、牙米也」。段玉裁注「牙、同芽。芽米者、生芽之米也」。糗は、炒った米や麥。方七「治」本文三の注（三）参照。整理小組注は「蘖糗」を「炒蘖米粉」、すなわち発芽した穀物の粉を炒ったものと解する。『政和本草』巻二五・米穀部中品引く『名醫別錄』、「蘖米。味苦、無毒。主寒中、下氣、除熱」。

（三）牛戒——整理小組注は「牛戒」を『五十二病方』「牝痔」の「牛幾」と解する。「幾」は「蟣《き》」に通ずる。蟣は、しらみの卵。『説文解字』、「蟣、蝨子也」。段玉裁注「蝨、齧人蟲也。子、其卵也」。

【口語訳】

一方。雀の卵一個を取り、割って発芽した穀物の粉を炒ったものの中に入れ、牛につく虱の卵の大きなものの大きさに丸める。たくさん食べてもよい。

本文　四

〔一曰〕、▨（一）。巳□乾□者▨

〔一に曰わく〕、……。巳…乾…者……

【注釈】

（一）整理小組注「帛書は本行以下が欠損し、行数は不明である」。

【口語訳】

一方。（以下、訳文省略）

本文　五

〔一〕曰、治陰(一)、以將漬□□□□□□□□□□□□□□□□□其中。

〔一に〕曰わく、陰を治むるに、將(醬)を以て…を漬《ひた》し……其の中に……。

【注釈】

(一)治陰――一説は、陰は外陰部を指すと解し、一説は、治陰は生殖器官の病気あるいは性機能障害を治療することと解する。

【口語訳】

一方。陰部の治方。(以下、訳文省略)

九、洒男

本文 一

〔洒〕男。(一)□□□□□□□□□□□□□□□三斗、漬梓實(二)一斗五日、以洒男、男強。

〔洒《せい》〕男。……三斗、梓實一斗を漬《ひた》すこと五日、以て男を洒《あら》えば、男強からん。

【注釈】

（一）洒男――洒は、洗う。『説文解字』、「洒、滌《あらう》也」。「洒男」は、薬水を用いて男性の身体を洗い、強壮にする方法か。一説は、男は男性の外生殖器を指し、薬水で陰茎を洗って、強壮にする方法とする。

（二）梓實――『政和本草』巻一四・木部下品引く『神農本草經』、「梓白皮。味苦、寒。主熱、去三蟲。葉。擣傅猪瘡。飼猪、肥大三倍」。

【口語訳】

男の洗浄方。……三斗で梓実一斗を五日間ひたしておき、その薬液で男（の身体あるいは陰茎）を洗えば、男は強壮になる。

一〇、勺

本文 一

〔勺〕(一)。曰、以五月望取勃贏(二)、漬□□□□□布□中、陰乾、以□□熱。易(三)。

〔勺〕。曰わく、五月の望を以て勃贏《ほつら》を取り、漬……布…中、陰乾し、以……熱。易。

【注釈】

(一) 勺——整理小組注は「勺」を「灼」と推定している。灼は、熱くさせるという意味で、ここでは、刺激興奮性の外用薬による発熱療法の意であろう。また、一説は「勺」を『雜療方』の「約」とする。本標題下の第二方は、『雜療方』本文一一「約」の処方とよく似ているので、「勺」は「約」に通じると考えるが、「約」はさらに「灼」に通じるとも考えられる。ここでは、男性の性機能強壮方に対する女性の性機能刺激方と解する。『雜療方』本文三の注(一)参照。

(二) 勃贏——勃贏は、蝸牛、かたつむり。本帛書では他に「茀贏《ふつら》」(本方後文)、「茀選《ふつせん》」(方一六)に作る。古書はまた「蒲贏《ほら》」、「薄《はく》贏《ら》」等に作る。『爾雅』釋魚、「蚹《ふ》贏《ら》、螔《い》蝓《ゆ》」。郭璞注「卽蝸牛也」。方七「治」本文四の注(三)参照。

(三) 易——方七「治」本文二の注(二)参照。

【口語訳】

女性性機能刺激方。五月一五日に蝸牛を取り、漬……布…中、陰干しし、以……熱。簡易方。

本文　二

〔一曰〕、取乾桓(一)、桂(二)、要苕(三)、蛇牀(四)、□□、皆治之、各等、以蠠若棗脂(五)和丸、大如指端、裹以疏布、入中(六)、熱細(七)。

〔一に曰わく、〕乾桓《きょう》（薑）、桂、要《ひょう》（蔈）苕《ちょう》、蛇牀《だしょう》、……を取り、皆之を治し、各おの等しくし、蠠（蜜）若しくは棗脂を以て和《まぜ》て丸め、大きさ指端の如くし、裹《つつ》むに疏布を以てし、中に入るれば、熱きこと細《かす》かなり。

【注釈】

（一）乾桓――「桓」は「薑」。「乾薑」は乾燥しょうが。『政和本草』巻八・草部中品之上引く『神農本草經』、「乾薑。味辛、溫。主胸滿、欬逆、上氣、溫中、止血、出汗、逐風濕痺、腸澼下痢」。

（二）桂――『政和本草』巻一二・木部上品引く『名醫別錄』、「桂。味甘辛、大熱、有小毒。主溫中、利肝肺氣、心腹寒熱、冷疾、霍亂、……宣導百藥、無所畏。久服、神仙、不老」。本草書でいう「桂」は、カツラ科ではなく、クスノキ科の常緑高木である。

（三）要苕――「要」は「蔈」。「蔈苕」は、「紫葳《しい》」の別名。『爾雅』釋草、「苕、陵苕。黃華、蔈。白華、茇《はい》」。『政和本草』巻一三・木部中品引く『神農本草經』、「紫葳。味酸、微寒。主婦人產乳餘疾、崩中、癥瘕、血閉寒熱、羸瘦、養胎」。同じく引く『名醫別錄』、「一名陵苕、一名茇華」。

（四）蛇牀――「蛇牀《だしょう》」は、「蛇床《だしょう》」。後世の房中補益方の常用薬である。『政和本草』巻七・草部上品之下引く『神農本草經』、「蛇床子。味苦、平。主婦人陰中腫痛、男子陰痿、濕癢、除痺氣、利關節、癲癇、惡瘡。久服、輕身。一名蛇米」。同じく引く『名醫別錄』、「溫中、下氣。令婦人子藏熱、男子陰強、好顏色、令人有子」。

（五）棗脂――棗脂は、『雜療方』「約」の棗膏と同じで、大棗の果肉から精製し、丸薬の成形、補形剤として用いられる膏である。大棗は神仙薬としても用いられた。『政和本草』巻二三・果部引く『神農本草經』上品、「大棗。味甘、平。主心腹邪氣、安中、養脾、助十二經、平胃氣、通九竅、補少氣、少津液、身中不足、大驚四肢重、和百藥。久服、輕身、長年」。丸薬の成形剤に用いられる例として、『政和本草』巻四引く『名醫別錄』、「鐵華粉。……合和諸藥、用棗膏爲丸」。

（六）入中――『雜療方』「約」の類似文から推測して、「入中」は「入前中」と類義もしくはその省略文と考えられる。各注は「前」を前陰部と解し、「中」を女性の外陰道（外生殖器）と解している。したがって、「入中」は丸薬を女性の外陰道に挿入することを指す。

（七）熱細――各注は「熱細」を、「入中」後に局部に微熱を感じることを指すとする。『廣雅』釋詁四、「細、微也」。

【口語訳】

一方。乾薑《きょう》、桂、紫葳《しい》、蛇床《だしょう》及び……を取り、みなつき砕いて粉末にし、それぞれを同量に取り、蜂蜜あるいは棗の果肉から採った膏《あぶら》で混ぜて丸め、指先ほどの大きさにして、粗い布で包んで、女性の外陰道に挿入すると、微かに熱感を感じる。

本文　三

〔一〕曰、五月取𧊅蠃（一）三斗、桃實（二）二斗、幷撓（三）、盛以缶（四）、沃以美瀸（五）三斗、蓋涂、貍竈中、令□□三寸、杜（六）上、令與地平。炊上、晝日而火〔不〕絶（七）、四日出、閭棄其滓。以汁染布三尺、陰乾、輒復染。汁索、善裹布、勿令麤□。用、取大如掌。竄（八）鼻空、小養（九）而熱。以據（一〇）臂、臂大養堅熱。勿令獲（一一）面、獲面養不可支毆（一二）。●爲布多小以此衰（一三）之。

〔一に〕曰わく、五月に𧊅蠃《ふつら》三斗、桃實二斗を取り、幷《あ》わせて撓《かきま》ぜ、盛るに缶《ふ》を以てし、沃《そそ》ぐに美《うま》き瀸《たい》（酨）三斗を以てし、蓋《おお》いて涂（塗）り、竈中に貍（埋）め、……三寸ならしめ、上を杜《ふさ》ぎ、地と平らかならしむ。上に炊ぎ、晝日なれども火絶え〔ず〕、四日にして出し、閭《こ》（濾）して其の滓を棄つ。汁を以て布三尺を染め、陰乾し、輒《すなわ》ち復た染む。汁索《つ》くれば、善く布を裹《つつ》み、麤……ならしむる勿かれ。用うるに、大きさ掌の如きを取る。鼻空（孔）に竄《い》るれば、小《すこ》しく養《かゆ》（癢）くして熱し。以て臂を據《おさ》うれば、臂大いに養（癢）くして堅く熱し。面を獲《よご》さしむる勿かれ。面を獲せば養（癢）くして支《た》うべからざる殹（也）。●布の多小（少）を爲《つく》るに、此れを以て之を衰《し》す。

【注釈】

（一）蛂蠃——「蛂蠃」は、蝸牛、かたつむり。本方の本文一の注（一）参照。

（二）桃實——『政和本草』巻二三・果部引く『神農本草經』下品、「桃核人。味苦、平。主瘀血、血閉瘕邪氣、殺小蟲」。同じく引く『名醫別錄』、「實。味酸。多食、令人有熱」。桃實は、ここでは、果肉を含めた桃樹の果実と解される。

（三）撓——『說文解字』、「撓、擾《みだす》也」。「撓《どう》」の本義は、乱す・乱れるであるが、ここでは、攪拌する・かき混ぜるの意味に解する。『漢書』巻九四下・匈奴傳下、「單于以徑路刀金留犂撓酒」。應劭注「撓、和也。契金著酒中、撓攪飲之」。顏師古注「撓、攪也」。

（四）缶——缶は、水や酒などを入れる素焼きのかめ。口が小さく胴が大きくなっている。『說文解字』、「缶、瓦器。所以盛酒漿」。

（五）美濊——「濊」は「截」。美截は、上質の酢あるいは酸味飲料。『說文解字』、「截、酢漿也」。方一「老不起」本文二の注（二）参照。

（六）杜——杜は、ふさぐ。『周禮』夏官・大司馬、「犯令陵政則杜之」。鄭玄注「王覇記曰、……杜之者、杜塞使不得與鄰國交通」。『漢書』巻一〇〇下・敍傳下、「塞隘杜津」。顏師古注「杜亦塞也」。

（七）火不絕——上下の文意から「不」字を補うべきであろう。

（八）竄——竄《ざん》は、ここでは、容れるの意。『荀子』大略篇、「貧窶者、有所竄其手」。楊倞注「竄、容也」。ここでは、薬汁をよく染み込ませた布を鼻孔中につめることと解する。

（九）養——癢に通じる。『荀子』正名篇、「疾養滄熱滑鈹輕重、以形體異」。楊倞注「養與癢同」。

（一〇）據——『廣雅』釋詁三、「據、按也」。

（一一）獲——整理小組注は「獲」を「污」と解する。この句の意味は、薬布上の薬を顔面に直接触れさせてはいけない、ということ。

（一二）支——支は、ここでは、堪えるの意に解する。『國語』越語下、「其君臣上下、皆知其資材之不足以支長久也」。韋昭注「支猶堪也」。

（一三）衰——衰は、等差・等級をつける、次第するの意。『春秋左傳』昭公三二年、「遲速衰序」。杜預注「衰《し》、差《し》也」。

【口語訳】

一方。五月に蝸牛を三斗、桃の実を二斗取り、(砕いて粉末にした後で)合わせてかき混ぜ、素焼きのかめに入れ、上質の酢三斗をそこに注ぎ入れ、蓋をして泥を塗って密封し、竈《かまど》の中に埋め、(蓋までの深さを)三寸にして、上を土で塞いで地面と平らにする。その上で火を焚き、昼間でも火が絶えないようにする。四日たったらかめを取り出し、中の薬液を濾過して滓を棄てる。三尺の布を薬液にひたして陰干しし、それを繰り返す。薬液が無くなるまで繰り返したら、布をしっかりと包んでしまっておく。…を粗にしてはならない。使用するときは、布を掌の大きさにする。それを鼻孔中につめると、微かな掻痒感と熱感がある。それを上肢にあてると、ひどい掻痒感と強い熱感を感じる。薬布を顔面に直接つけてはならない。顔面につけると、痒くて耐えきれなくなる。布の大きさは、以上を参考にして増減する。

一一、益甘

本文　一

〔益甘〕(一)。□伏靁(二)去滓、以汁肥豯(三)、以食女子、令益甘中美(四)。●取牛腮(五)燔、治之、□乾桓(六)、菌桂(七)皆并□、□〔以〕囊盛之、以醯(八)漬之、入中(九)。

〔益甘〕。伏靁を…滓を去り、汁を以て豯《けい》を肥やし、以て女子に食らわせば、甘を益し中をして美ならしむ。●牛腮《さい》を取りて燔《や》き、之を治し、乾桓《きょう》（薑）、菌桂を…皆并《あ》わせて…、…囊を〔以て〕之を盛り、醯《けい》を以て之を漬《ひた》し、中に入る。

【注釈】

（一）益甘――本標題下の各方の内容から推測して、一説は女性の新陳代謝を高め、性器の分泌作用を促進させる方と解している。一説はさらに進んで、女性の性欲を刺激して快感を高める方と解する。また一説は男女の交合時の快感を高める方と解する。後注（四）も参照。

（二）伏靁――「伏靁」は、「伏靈」で、「茯苓」のこと。『史記』巻一二八・龜策列傳は「傳曰、下有伏靈、上有兔絲」に作り、『淮南子』説山訓は「千年之松、下有茯苓、上有兔絲」に作る。茯苓については、方五「笄」本文二の注（一）参照。

（三）以汁肥豯――豯《けい》は、生まれて三月のこぶた。『説文解字』、「豯、生三月豚」。「以汁肥豯」について、整理小組注は「茯苓の汁でこぶたを煮て調理する」と解するが、本書は、茯苓の汁でこぶたを養い肥やすと解する。

（四）令益甘中美――「令益甘中美」の意味については諸説あるが、いずれを是とするかは検討を待つ。一説は「益」を「嗌」の仮借字と解し、甘美を味覚と解し、口中を甘く心を快くさせると解する。一説は本方記載の各方の内容から、「以食女子」をこぶたの肉を女子の陰道に入れると解し、性欲を刺激し、陰中（性器）に快感を起こさせると解する。また一説は『千金要方』の「治陰寛大

令窄小方」や『醫心方』の「治婦人陰大方」と同じであるとする。『千金要方』巻三・雜治第八、「治陰寛大令窄小方。兔屎、乾漆各半兩、鼠頭骨二枚、牝雞肝二个、陰乾百日。右四味末之、蜜丸如小豆。月初七日、合時著一丸陰頭、令徐徐内之。三日知、十日小、五十日如十五歳童女」。『醫心方』巻二一・治婦人陰大方第一五引く『延齢圖』、「療婦人陰寛冷令窄小交接而快方。石流黄二分、青木香二分、山茱萸二分、蛇床子二分。右四物擣篩爲末。臨交接、内玉門中少許。不得過多、恐撮孔合。又云、治婦人陰令成童女法。……」。なお「甘」と「美」は互訓。『說文解字』、「甘、美也」「美、甘也」。また「中」には、心あるいは身の意味もある。『禮記』文王世子、「樂所以脩内也。禮所以脩外也。禮樂交錯於中、發形於外」。鄭玄注「中、心中也」。『禮記』檀弓下、「文子其中退然、如不勝衣」。鄭玄注「中、身也」。

（五）牛腮——整理小組注は「牛腮」を『神農本草經』の「牛角鰓《さい》」とする。『政和本草』巻一七・獸部中品引く『神農本草經』、「牛角鰓。下閉血、瘀血、疼痛、女人帶下血」。鰓は、角中の肉質。『說文解字』、「鰓、角中骨也」。段玉裁注「骨當作肉。字之誤也」。

（六）乾桓——方一〇「勺」本文二の注（一）参照。

（七）菌桂——『政和本草』巻一二・木部上品引く『神農本草經』、「菌桂。味辛、溫。主百病、養精神、和顏色。爲諸藥先聘通使。久服、輕身、不老、面生光華、媚好常如童子」。

（八）醯——「醯」は、「酢」。方五「筭」本文三の注（三）参照。

（九）入中——方一〇「勺」本文二の注（六）参照。

【口語訳】

快感を増す方。茯苓を…してその滓を棄て、その汁で生まれて三月のこぶたを肥育し、女性に食べさせると、性欲を刺激し、性器に快感を起こさせる。また、牛角の中の肉質を取り、焼いてから砕いて粉末にし、乾薑《きょう》と菌桂を（つき砕いて粉末にして）、全部を合わせて…、……袋に入れ、酢にそれをひたして、女性の外陰道に挿入する。

本文　二

〔一曰〕、□汁、以牛若鹿䏐殽(一)(二)、令女子自罙入其戒(三)〼

〔一に曰わく〕、……汁、牛若しくは鹿の䏐《じゅう》を以て殽《まじ》え、女子をして自ら罙（探）りて其の戒に入れしむれば、……

【注釈】

（一）䏐――『說文解字』、「䏐、食肉也」。

（二）殽――『說文解字』、「殽、相雜錯也」。「从殳」の段玉裁注「取攪之之意」。

（三）戒――戒の意味は不明。ただし、文脈から、ここでは、女性の陰戸、陰道を指すと解される。

【口語訳】

一方。…汁、牛あるいは鹿の肉に混ぜ合わせ、女性に自分で陰道中に挿入させると、……

本文　三

〔一曰〕、削予木(一)、去其上筈(二)亞者、而卒斬之、以水煮□□氣□□□□□□□□□而清、取汁、去其涿者、復煮其清、令渴、乾則□□□□□□□□□□□□下、如食頃(三)、以水洒。支七八□□□●嘗〼

〔一に曰わく〕、予木を削り、其の上筈《ほう》の亞（惡）しき者を去り、而して卒《にわか》に之を斬り、水を以て煮て……氣……而清、汁を取り、其の涿（濁）れる者を去り、復た其の清きを煮て、渴《つ》（竭）かしめ、乾けば則ち……下、食頃の如くし、水を以て洒《あら》う。支七八……●嘗……

【注釈】

（一）予木——整理小組注は「予木」を「柔《じょ》」と解する。『説文解字』、「柔、栩也」。「栩、柔也」。すなわち櫟《れき》であり、その実を橡実《しょうじつ》（とちのみ）という。『政和本草』巻一三・木部中品引く陳藏器『本草拾遺』、「櫟木皮。味苦、平、無毒。根皮。主悪瘡、中風犯毒露者、取煎汁、洗瘡、當令膿血盡止。亦治痢」。

（二）箬——箬は、竹の皮。『説文解字』、「箬、竹箬也」「箬、楚謂竹皮曰箬」。ここでは、櫟の樹皮を意味する。

（三）食頃——食頃は、食事をする位の短い時間。『史記』巻七五・孟嘗君列傳、「孟嘗君至關、關法雞鳴而出客、……出如食頃、秦追果至關、已後孟嘗君出、乃還」。

【口語訳】

一方。櫟の樹を削り、その上皮の悪質なものを除去し、いそいで細かく斬り、水で煮て……気……而清、汁を取って、沈濁物を除去し、再びその清汁を煮て、水分を全部蒸発させ、乾くのを待って、……下、食事をするほどの時間がたったら、水で洗う。支七八……。嘗……

本文　四

〔一曰〕、取鳥產不轂者（一）、以一食其四□□□□□□□□□□□□□□□□□□□□□□□□□□□□□□□□□□□□餞（二）而陰乾、乾卽⧄（三）

〔一に曰わく〕、鳥の產みて轂《こう》せざる者を取り、一を以て其の四…を食らい……餞《そそ》（濺）ぎて陰乾し、乾けば卽ち……

【注釈】

（一）鳥產不轂者——整理小組注は「鳥產不轂者」を「孵化できない鳥卵」と解する。『莊子』齊物論篇、「其以爲異於轂音」。『經典釋文』、

「鷇、苦豆反。李音㲉。司馬云、鳥子欲出者也」。

（二）𥈞——整理小組注は「𥈞」は「賤」であり、「濺《せん》」の仮借字とする。『說文解字』は濽に作り、「濽《さん》、汚灑《そそぐ》也」。段玉裁注「釋元應曰、江南言濽、子旦反。……史記廉藺傳作濺」。

（三）整理小組注「帛書ではこの行以下が欠損しており、行数は不明である」。

【口語訳】

一方。孵化できない鳥卵を取り、一個でその四……を食べ……注いで陰干しし、乾いたらそこで……

一二、戯

本文 一

〔戯〕[一]。□□者、取守〔宮〕[二]、□以□□□甚、已、貍竈口下、深□□□□□水染其汁、以染女子辟。女子與男子戯、□即柀缺。□臥、即去。

〔戯〕。……者は、守〔宮〕を取り、…以……甚、已《や》めば、竈口の下に貍（埋）め、深さ……水を…其の汁を染め、以て女子の辟（臂）を染む。女子と男子と戯るれば、…即ち柀（破）缺す。…臥すれば、即ち去る。

【注釈】

（一）戯——ここでは、房事を指す。本方の内容は、『太平御覽』引く『淮南萬畢術』「守宮飾女臂有文章」などの文と相似する。また、張華『博物志』や陶弘景『本草經集注』などにも類似の話が見える。後注（二）参照。

（二）守宮——守宮は、やもり、あるいは蜥蜴の異名。本草名は石龍子。『太平御覽』巻九四六・守宮引く『淮南萬畢術』「守宮飾女臂有文章。取守宮新合陰陽、已、牝牡各一、藏之甕中、陰乾百日、以飾女臂、則生文章。與男子合陰陽、輒滅去」。同じく「取七月七日守宮、陰乾之、治合以井花水和、塗女人身、有文章、則以丹塗之。不去者不淫、去者有姦」。『博物志』巻四・戯術、「蜥蜴、或名蝘蜓。以器養之、食以朱砂、體盡赤。所食滿七斤、治擣萬杵。點女人支體、終年不滅。唯房室事則滅。故號守宮。傳云、東方朔、漢武帝、試之有見驗」。『政和本草』巻二一・蟲魚部中品引く『神農本草經』、「石龍子。味鹹、寒。主五癃邪、結氣、破石淋、下血、利小便水道。一名蜥蜴」。同じく引く『名醫別錄』、「一名守宮、……五月、取著石上、令乾」。同じく引く『本草經集注』、「以朱飼之、滿三斤、殺、乾末、以塗女子身。有交接事、便脱。不爾、如赤誌。故謂守宮」。

【口語訳】

房事。……者は、守宮を取り、…以……甚、終われば、竈口の下に埋め、深さは……水を…その汁にひたし、女性の腕にしるしをつける。女性が男性と戯れると、…はくずれ、…交わると、消えてしまう。

本文　二

取守宮置新𤮕中、而置丹（一）𤮕中、令守宮食之。須死、卽冶、□畫女子臂若身。節與〔男子〕戲、卽不明（二）。◪（三）

守宮を取りて新しき𤮕《おう》（甕）中に置き、而して丹を𤮕（甕）中に置き、守宮をして之を食らわしむ。死するを須《ま》ち、卽ち冶し、…女子の臂若しくは身に畫く。節（卽）ち〔男子〕と戯るれば、卽ち明らかならず。……

【注釈】

（一）丹――本草にいう「丹砂」であり、すなわち「朱砂」である。『政和本草』巻三・玉石部上品引く『神農本草經』、「丹砂。味甘、微寒。主身體五藏百病、養精神、安魂魄、益氣明目。殺精魅邪惡鬼。久服、通神明、不老。能化爲汞」。同じく引く『名醫別錄』、「作末、名眞朱。光色如雲母、可析者良」。同じく引く陶弘景『本草經集注』、「按此化爲汞及名眞朱者、卽是今朱砂也」。本方の本文一の注（二）所引の『博物志』を参照。

（二）不明――整理小組注は「不明」を「不鮮明」の意味に解する。

（三）整理小組注「本方はもともと帛書の下方に補録されていたものである」。

【口語訳】

守宮を取り、新しいかめに入れ、さらに朱砂をかめの中に入れて、守宮に食わせる。守宮が死ぬのを待って、つき砕いて粉末にする。それで女性の腕あるいは身体に（紋様を）画く。（女性が）男性と戯れると、（紋様が）不鮮明になる。

一三、去毛

本文　一

〔去毛〕。欲去毛、新乳(一)始沐(二)、即先沐下、乃沐、其洫(三)毛去矣。

〔去毛〕。毛を去らんと欲すれば、新たに乳《う》まれて始めて沐《あら》うに、即ち先に下を沐い、乃ち沐えば、其の洫《じょう》（髶）毛去る。

【注釈】

(一) 乳——乳は、産む、生まれる。『説文解字』、「乳、人及鳥生子曰乳、獣曰産」。

(二) 沐——整理小組注は、『説文解字』「沐、濯髪也」の段玉裁注「引伸為芟除之義」を引いて、ここでは「毛髪を剃除する」の意味とするが、「沐う」と読んでも意味は通じるように思われる。『廣雅』釋詁二、「沐、洒《あらう》也」。あるいは、一説に言うように、ある種の水薬で洗浄する意味か。

(三) 洫毛——整理小組注は「洫《きょく》」を「髶《じょう》」と解し、「にこげ」とする。『書經』堯典、「鳥獸髶毛」。孔穎達正義「經言髶毛、謂附肉細毛」。一説は「洫毛」を「残敗した毛」と解する。『莊子』則陽篇、「所行之備而不洫」。『經典釋文』引く王叔之注「洫、壞敗也」。ここでは、産毛の意味か。また、一説は「洫」は「溝」であるから、「洫毛」を「下の溝の毛」、すなわち陰毛であると解する。一説は「洫《いつ》」を「密《みつ》」の仮借字と解して外陰部と考え、「乃沐其洫」を一句とする。

【口語訳】

除毛方。除毛したければ、新生児がはじめて沐浴するときに、最初に下半身を洗い、それから全身を洗えば、産毛は抜け去る。

本文　二

〔一曰〕、煎白罌丘引（一）、殺智蛛罔（二）及苦瓠（三）、而醉戟、卽以汁傅之。

〔一に曰わく〕、白罌《えい》（嬰）丘《きゅう》（蚯）引《いん》（蚓）を煎《に》、智《ち》（蜘）蛛《ちゅ》罔（網）及び苦瓠《くこ》を殺《まじ》え、而して戟（鐵）を醉《にら》（淬）ぎ、卽ち汁を以て之に傅《ふ》す。

【注釈】

（一）白罌丘引――「罌」は「嬰」。「丘引」は「蚯蚓」でミミズ。「白嬰蚯蚓」は、本草の「白頸蚯蚓」。嬰は、ここでは、頸の意味。「嬰」の本義は、女が頸飾りを繞《まと》う意を表す。『說文解字』、「嬰、繞也」。段玉裁注「各本作頸飾也」。『政和本草』巻二二・蟲魚部下品引く『神農本草經』、「白頸蚯蚓。味鹹、寒。主蛇瘕、去三蟲、伏尸、鬼疰、蠱毒、殺長蟲。仍自化作水」。

（二）智蛛罔――「智」は「蜘」。「罔」は「網」。『政和本草』巻二二・蟲魚部下品引く『名醫別錄』、「蜘蛛。微寒。主大人小兒㿉。七月七日、取其網、療喜忘」。

（三）苦瓠――『政和本草』巻二九・菜部下品引く『神農本草經』、「苦瓠。味苦、寒。主大水、面目四肢浮腫、下水、令人吐」。

【口語訳】

一方。白頸蚯蚓を煮つめ、蜘蛛の巣と苦瓠《くこ》を混ぜ合わせ、そこで熱した鉄をその中に入れる。その汁をつける。

本文　三

〔一〕曰、以五月拔、而以稱醴（一）傅之。

〔一に〕曰わく、五月を以て抜き、而して稱《よ》き醴《れい》を以て之に傅《ふ》す。

【注釈】

（一）稱醴——稱は、好いの意。醴は、甘酒。方二「爲醴」の注（一）及び方六「爲醪勺」の注（三）参照。

【口語訳】

一方。五月に毛を抜いて、上質の甘酒をそこにつける。

一四、病最腫

〔病最〕穜。(一)治柳付、(二)與志(三)膏相挐和、(四)以傅穜者。已、卽裹以布。

〔病最〕穜（腫）。柳付を治し、志《しょく》（膱）膏と相挐《じょ》（⿰氵挐）和し、以て穜（腫）るる者に傅《ふ》す。已《すで》にして、卽ち裹《つつ》むに布を以てす。

【注釈】

（一）最穜——「穜」は「腫」。陰茎腫大と解する。整理小組注は「最」を「⿰月最」の略形とする。『五十二病方』「癩」の整理小組注は「⿰月最」を「朘《さ》」（又音すい）とし、陰茎と解する。『說文解字』、「朘、赤子陰也」。河上公注『老子』玄符第五五章、「未知牝牡之合而峻作、精之至也」。河上公注「赤子未知男女之合會而陰作怒者、由精氣多之所致」。王弼本は「峻」を「全」に作る。『經典釋文』、「之合而全作、全如字。河上作竣。子和反。本一作朘。說文、子和反、又子壘反、云赤子陰也。子垂反」。

（二）柳付——柳付は、薬名と思われるが、不明。一説は「付」を「柎《ふ》」とする。柎は、子房あるいは花の萼《がく》。『山海經』西山經、「崇吾之山。……有木焉。員葉而白柎」。郭璞注「今江東人呼草木子房爲柎。音府。一曰、柎、花下萼。音夫。字或作柎。音符」。柳の子房あるいは花の下萼とすれば、本草の柳絮あるいは柳実が当てられる。『政和本草』巻一四・木部下品引く『神農本草經』、「柳華。味苦、寒。主風水、黄疸、面熱黑。一名柳絮。……實。主潰癰、逐膿血」。

（三）志——整理小組注は「志」を「膱」とする。『儀禮』鄉射禮、「膱長尺二寸」。鄭玄注「膱、猶脡也」。脡《てい》は、まっすぐなほじし、干し肉のこと。『公羊傳』昭公二十五年、「高子執簞食、與四脡脯」。何休注「屈曰朐、申曰脡」。一説は「志」を「脂」の仮借字と解し、志（脂）膏を動物性の油とする。

（四）挐和——「挐」は「⿰氵挐」。『說文解字』、「⿰氵挐、漸溼也」。⿰氵挐和は、ここでは、混ぜるの意味。

【口語訳】

陰茎腫大方。柳付をつき砕いて粉末にし、干し肉の膏と混ぜ合わせ、腫れている部位に塗る。塗り終えたら、布で包んでおく。

一五、便近内

本文　一

〔便近〕内（一）。爲便近内方。用瘨棘（二）根刌之、長寸者二參（三）、善洒之。有取全黑雄鷄（四）、合翼成□□□三鷄之心㟴匈、以水二升洎故鐵鬵（五）（六）、幷煮之。以藋堅稠節（七）者爨之、令大潰一、即□□□去其宰、以其淸煮黑鷺犬（八）卒歲（九）以上者之心肺肝□、以藋堅稠節〔者〕□□□□□〔萆〕英（一〇）□□□五物□□以□□□□□以餔食（一一）食之。多少次〼

〔便近〕内。便近内を爲《つく》る方。瘨《てん》（顚）棘《きょく》の根を用いて之を刌《き》り、長さ寸なる者二參、善く之を洒《あら》う。有（又）た全黑の雄鷄を取り、翼を合わせて…と成し……三鷄の心・㟴（腦）・匈（胸）を…、水二升を以て故《ふる》き鐵の鬵《しん》に洎《そそ》ぎ、幷《あ》わせて之を煮る。藋《かん》の堅く稠節なる者を以て之を爨《かし》ぎ、大いに潰（沸）かしむること一たび、即ち……其の宰（滓）を去り、其の淸きものを以て黑鷺《しつ》犬の卒歲以上なる者の心・肺・肝・…を煮、藋の堅く稠節なる〔者〕を以て……〔萆〕英（薢）……五物……以……餔食《ほしょく》を以て之を食らう。多少は次（恣）しいままにす……

【注釈】

（一）便近内――「便近内」の意味は不明。一説は「内」は房事を指し、「便近内」は房事を順調に行う方法と解する。催淫薬方と解すべきか。

（二）瘨棘――「瘨」は「顚」。顚棘は、天門冬の別名。方一「老不起」本文二の注（一）参照。

（三）參――參は三分の一の意。二參は、ここでは三分の二斗を意味する。『墨子』雜守、「升食、終歲三十六石、參食終歲二十四石」。兪越注「參食者、參分斗而日食其二也。故終歲二十四石也」。

（四）黑雄鷄――『政和本草』巻一九・禽部引く『名醫別錄』、「烏雄雞。肉。微溫。主補中、止痛。膽。微寒。主療目不明、肌瘡。心。主五邪」。

（五）鬵――鬵は、大きな釜。『說文解字』、「鬵、大鬴《ふ》也」。『詩經』檜風・匪風、「誰能亨魚、漑之釜鬵」。毛傳「鬵、釜屬」。
（六）洎――洎《き》は、注ぐ。『說文解字』、「洎、灌釜也」。
（七）萑――萑は、葦の一種で細長いもの。方一「老不起」本文二の注（四）参照。
（八）黑騭犬――黒色の牡の犬。『說文解字』、「騭、牡馬也」。『爾雅』釋畜、「牡曰騭、牝曰騇」。「騭」の本義は牡馬であるが、ここでは、借りて牡の意味。『政和本草』巻一七・獸部中品引く『名醫別錄』、「(狗) 心。主憂恚氣、除邪」。同じく引く陶弘景『本草經集注』、「白狗・烏狗、入藥用」。
（九）卒歲――満一歳の意味。『淮南子』主術訓、「中田之獲、卒歲之収、不過畝四石」。
（一〇）英――おそらく「萆薢《ひかい》」の「薢」であろう。方一八「除中益氣」本文五の注（三）参照。
（一一）餔食――申時（午後三時から五時）の夕食の意味であるが、ここでは、その時刻、すなわち申時を指す。『說文解字』、「餔、日加申時食也」。『白虎通』禮樂篇、「平旦食、少陽之始也。晝食、太陽之始也。餔食、少陰之始也。暮食、太陰之始也」。また「餔」は「晡《ほ》」に通じる。『黃帝内經素問』標本病傳論篇、「夏下晡」。王冰注「下晡、謂日下於晡時。申之後五刻也」。

【口語訳】

便近内。便近内を造る方。天門冬の根を長さ一寸に切り、三分の二斗を用意して、よく洗う。さらに、真っ黒な牡の鶏を用意し、羽を合わせて……とし、三羽の鶏の心臓と脳と胸肉を…、水二升を古い鉄の大釜に注ぎ、いっしょに煮る。堅くて節のつまった葦を焚いて、一度よく沸騰させて、……、その滓を取り去り、澄んだ汁で満一歳以上の黒い牡の犬の心臓と肺臓と肝臓を煮る。堅くて節のつまった葦を（焚いて）……、……萆薢《ひかい》……五種類の薬物を……以……、申の時（午後三時から五時）にそれを食べる。すきなだけ食べてよい。……

本文　二

一曰、近〔内〕(一)□□□□□□□□□□□□□□□□□□□□□□□□□□□烏豙(二)大者四□□□□□□□□□□□□□□□□、取車踐(三)、產烝之(四)、大把(五)二、氣□□□□□□□□□□□□車戔□□□者、以布囊若盛(六)。爲(七)欲用之、卽食□之。

一に曰わく、近〔内〕………烏豙《かい》（喙）の大なる者四……、車踐を取り、產《なま》にて之を烝（蒸）し、大把二、氣……車戔……者、布の囊《ふくろ》若しくは…を以て盛る。爲《まさ》に之を用いんと欲すれば、卽ち…之を食らう。

【注釈】

（一）整理小組注「帛書ではこの行以下におそらく欠損がある」。

（二）烏豙——「豙」は「喙」。烏喙《うかい》は、烏頭《うず》の別名。『政和本草』巻一〇・草部下品之上引く『神農本草經』、「烏頭。味辛、溫。主中風惡風洗洗汗出、除寒濕痺、欬逆上氣、破積聚寒熱。……一名烏喙」。同じく引く『名醫別錄』、「烏喙。……主風濕、丈夫腎濕、陰囊痒、寒熱歷節、掣引腰痛……」。

（三）車踐——本草名は車前。このあとの「車戔」も同じ。『政和本草』巻六・草部上品之上引く『神農本草經』、「車前子。味甘、寒。主氣癃、止痛、利水道小便、除濕痺。久服、輕身、耐老」。同じく引く『名醫別錄』、「男子傷中、女子淋瀝、不欲食、養肺、强陰、益精、令人有子、明目、療赤痛」「葉及根。味甘、寒。主金瘡、止血、衄鼻、瘀血、血瘕、下血、小便赤、止煩、下氣、除小蟲」。

（四）產烝之——產は生に通じる。『說文解字』、「產、生也」。「烝」は「蒸」。「產蒸之」とは、生《なま》の車前を蒸すこと。

（五）大把——把は、片手で握ること。『說文解字』、「把、握也」。本草では薬量の単位として用いる。『政和本草』巻一引く『本草經集注』序例、「凡方云、……云某草一束者、以重三兩爲正。云一把者、重二兩爲正」。大把は、片手で多めに握った量。

（六）若盛——整理小組注「若字の下には脱文があるだろう」。

（七）爲——ここは将の意に解する。『孟子』梁惠王下、「克告於君、君爲來見也」。趙岐注「君將欲來」。

【口語訳】
一方。近内方。……烏頭《うず》の大きなものを四……車前草を取り、生《なま》のものを蒸す。片手で多めに握った束を二つ、気……車前草……者、布の袋あるいは…に入れる。使おうとするときは、…それを食べる。

本文 三

〔一曰〕、治中(一)者、以汾囷(二)始汾(三)以出者、取、〔不〕令見日、陰乾之。須其乾、□以稗(四)〔薢〕五、門冬(五)二、伏靈(六)一、卽幷擣、漬以水、令毚闟、□而沘(七)取汁、以漬〔汾〕囷、亦〔令毚〕闟、卽出而乾之。令盡其乾、卽治。參指最、以□半桮飲之。

〔一に曰わく〕、中を治むる者は、汾囷（菌）の始めて汾《おこ》りて以て出づる者を以て、取り、日を見せしめ〔ず〕、之を陰乾す。其の乾くを須《ま》ち、…稗（萆）〔薢〕五、門冬二、伏靈一を以て、卽ち幷《あ》わせて擣《つ》き、漬《ひた》すに水を以てし、毚《わず》（纔）かに闟《おお》（掩）わしめ、…而して沘《お》して汁を取り、以て〔汾〕囷（菌）を漬し、亦た〔毚〕（纔）かに闟（掩）わ〔しめ〕、卽ち出して之を乾かす。其の乾くを盡くさしむれば、卽ち治す。參指最（撮）、…半桮（杯）を以て之を飲む。

【注釈】
（一）治中――方五「筭」にも見える。一説は「補中」と同じ意味であるとし、一説は「性的機能を保養し強化する方法」とする。その場合、「中」は陰茎を指す。『諸病源候論』巻六・强中候、「强中病者、莖長興盛不痿（一作不交、屬下句讀）、精液自出」。また、『雜療方』「内加」に「中身」とあり、一説は「中身」を陰茎と解している。いずれの意味かは定めがたいが、ここでは「補中」と解しておく。
（二）汾囷――整理小組注は「囷」を「菌」字と解する。汾菌は、菌類の一種であろう。たとえば、『政和本草』巻一〇・草部下品之上引く『神農本草經』、「雚菌。味鹹、平。主心痛、溫中、……」。

（三）始汾——整理小組注は「汾」を「墳」と解する。墳は、起こる。『國語』晉語二、「公祭之地、地墳」。韋昭注「墳、起也」。
（四）稗——稗は、おそらく「萆薢《ひかい》」の「萆」であろう。方一八「除中益氣」本文五の注（三）参照。
（五）門冬——天門冬を指す。方一「老不起」本文二の注（一）参照。「老不起」では瘨棘といい、後文では滿冬という。
（六）伏靈——伏苓を指す。方五「筭」本文二の注（一）及び方一一「益甘」本文一の注（二）参照。
（七）沘——整理小組注は「沘」を「排」と解する。排は、おす・おしのける。『說文解字』、「排、擠《おしのける》也」「擠、排也」。

【口語訳】

一方。体内の精気を補うには、地上に出てきたばかりの汾菌を採取し、日に晒さないようにして、陰干しする。それが乾くのを待って、…萆薢《ひかい》を五、天門冬を二、茯苓を一の分量に取り、いっしょにしてつき砕き、水にひたし、（水が）わずかにかぶるようにし、…して圧して汁をしぼり、その汁に汾菌をひたし、また（汁が）わずかにかぶるようにして、それから取り出して汾菌を乾燥させる。十分に乾燥させたら、つき砕いて粉末にする。三本の指先でつまんだ量を、（酒）半杯で飲む。

一六、⧄巾

本文　一

⧄巾。取鷄毚能卷（一）者、產摵（二）、盡去毛、遺兩翼之末、而係縣竿□□□〔以〕鷄靡逢房一大者、令蠭茧（三）之。厭、有徙之、令以茧死。死、即挩（四）去其□□□□其肌、善治、〔以〕布麗（五）之。已而以邑棗（六）之脂弁之、而以斜布巾。即以巾靡足□□□四五乃復、以二巾爲卒。□足者少氣、此令人多氣。

……巾。鷄の毚《わず》（纔）かに能く卷《な》く者を取り、產《い》きながら摵《ぬ》きて、盡く毛を去り、兩翼の末を遺《のこ》して、竿の…に係《つな》ぎ縣《か》け……鷄〔を以て〕逢（蜂）房の一大なる者を靡《す》（摩）り、蠭《はち》をして之を茧《さ》さしむ。厭《あ》くれば、有（又）た之を徙《うつ》し、以て茧《かく》死せしむ。死すれば、即ち其の…を挩《のぞ》き去り……其の肌《にく》を…、善く治し、布〔を以て〕之を麗《さら》す。已《すで》にして邑棗の脂を以て之に弁《ま》ぜて、而して以て布巾に斜（塗）る。即ち巾を以て足を靡（摩）り……四五たびして乃ち復《ふたた》びし、二巾を以て卒《おわり》と爲す。…足なる者は氣少なけれども、此れ人をして氣多からしむ。

【注釈】

（一）卷——整理小組注は「卷」を「讙《かん》」と解する。讙は、ここでは、鳴くという意味。『廣雅』釋詁二、「讙、鳴也」。

（二）產摵——活かしたままその羽毛を抜くこと。方七「治」本文一の注（三）参照。

（三）茧——茧は、刺す。『說文解字』、「茧《かく》、螫《さす》也」。「螫《せき》、蟲行毒也」。

（四）挩——挩は、除く・解く。『說文解字』、「挩《たつ》、解挩也」。『方言』一二、「解、挩也」。郭璞注「挩猶脫耳」。

（五）麗——整理小組注は「麗」を「曬《さい》」と解する。曬は、曝す。『說文解字』、「曬、暴《さらす》也」。

（六）邑棗――邑棗は、不明。整理小組注は「邑」を「雜」の仮借字と推定する。後文の「邑鳥卵」も同じ。

【口語訳】

（薬）巾方。やっと鳴くようになった鶏を用意し、活かしたままで羽毛を抜く。毛を全部抜くが、両方の翼の末端は残しておき、竹竿の（先）に繋ぎ掛け、……（竹竿に繋いだ）鶏で蜂の巣の大きなもの一個を擦り、蜂に鶏を刺させる。（蜂が刺すのを）止めたら、さらに別の蜂の巣に移し、鶏を刺し殺させる。死んだら、その……を除き去り、その鶏肉を……して、よくつき砕いて、布の上に置いて日に曝して乾かす。そうしておいてから、雜棗の膏《あぶら》をそれに混ぜ合わせて、布巾に塗る。（使用するときは）その布巾で足を摩擦し……四五回行ったら再び繰り返すが、布巾は二枚で終わりにする。……足は気が少ないけれども、この方法は人の気を多くさせる。

本文　二

〔一曰〕、治巾、取楊思（一）一升、赤蛾（二）一升、盤（三）廿、以美□半斗并漬之、奄□□□□其汁、以漬細布一尺。已漬、暘（四）之、乾、復漬。汁盡、卽取穀（五）椅桐（六）汁□□□□□涂所漬布、乾之、卽善臧之。節用之、操以循玉筴（七）、馬因驚（八）矣。●楊思者、□□□□□狀如小□□而乾（九）人。

〔一に曰わく〕、巾を治むるに、楊思一升、赤蛾（蟻）一升、盤廿を取り、美…半斗を以て幷《あ》わせて之を漬《ひた》し、……を奄《おお》（掩）い……其の汁を……、以て細き布一尺を漬す。已に漬せば、之を暘《かわ》（暘）かし、乾けば、復た漬す。汁盡くれば、卽ち穀《こく》〈穀〉、椅桐の汁を取り……漬す所の布に涂（塗）り、之を乾かし、卽ち善く之を臧《おさ》（藏）む。節（卽）ち之を用うるに、操《と》りて以て玉筴（策）を循《な》（揗）づれば、馬因りて驚《た》つ。●楊思なる者は、……狀は小……の如くして人を乾《か》（齕）む。

【注釈】

(一) 楊思——不明。本文の記述によれば、人を咬む小虫の一種である。

(二) 赤蛾——「蛾」は「蟻」。『爾雅』釋蟲、「蠪《ろう》、朾螘《とうぎ》」。郭璞注「赤駮蚍蜉《はくひふ》」。『本草綱目』巻四〇、「蟻。釋名、玄駒、蚍蜉。……大者爲蚍蜉、亦曰馬蟻。赤者名蠪、飛者名螱」。

(三) 盤蝥——本草名は斑猫《はんみょう》。『政和本草』巻二二・蟲魚部下品引く『神農本草經』、「斑猫。味辛、寒。主寒熱、鬼疰、蠱毒、鼠瘻、悪瘡疽、蝕死肌、破石癃。一名龍尾」。

(四) 禓——「禓」は「暘」。暘《よう》は、日に曝して乾燥させるの意。『書經』廣範、「曰雨、曰暘」。傳「雨以潤物、暘以乾物」。『玉篇』日部・第三〇四、「暘、明也、日乾物也」。

(五) 穀——整理小組注は「穀」を「榖《こく》」の錯字とする。榖は、楮《ちょ》である。『説文解字』、「榖、楮也」。『政和本草』巻一二・木部上品引く『名醫別錄』、「楮實。味甘、寒、無毒。主陰痿、水腫、益氣、充肌膚、明目。久服、不飢、不老、輕身。生少室山。一名榖實」「皮間白汁。療癬」。同じく引く陶弘景『本草經集注』、「此卽今榖樹也。仙方、採擣取汁、和丹用、亦乾服、使人通神見鬼」。

(六) 椅桐——椅と桐は二物で、椅は梓に属する樹木の名。『詩經』鄘風・定之方中、「樹之榛・栗・椅・桐・梓・漆」。毛傳「椅、梓屬」。『爾雅』釋木、「椅、梓」。陸璣『詩義疏』、「梓者、楸之疏理白色而生子者爲梓。梓實桐皮曰椅。則大類同而小別也」。本草は「椅桐」を一物として、白桐の別名とする。『政和本草』巻一四・木部下品引く『神農本草經』、「桐葉。味苦、寒。主悪蝕瘡著陰皮。主五痔、殺三蟲」。同じく引く陶弘景『本草經集注』、「桐樹有四種。青桐……。梧桐……。白桐與崗桐無異。惟有花子爾。……白桐堪作琴瑟。一名椅桐」。

(七) 玉筴——「筴」は「策」。策は、鞭と同意。鞭は、俗語方言では動物の陰茎を指す。したがって、ここでは、玉策を人の陰茎と解する。

(八) 馬因驚——馬は陽を意味するので、男子の陰茎を指すと解する。『白虎通』封公侯篇、「馬陽物、乾之所爲、行兵用焉」。驚は、起つ。『廣雅』釋言、「驚、起也」。一説に馬は月精であるので、女陰を指すとする。『大戴禮』易本命、「辰主月、月主馬、故馬十二月而生」。『春秋考異郵』、「地主月、月精爲馬、一月數十二、故馬十二月而生」。

(九) 虼——整理小組注は「虼」を「齕」と解するが、一説は「螌」と解する。

【口語訳】

一方。薬巾を造るには、楊思一升、赤蟻一升、斑猫二〇個を用意し、上質の…半斗でそれらを全部ひたし、覆うようにして……その汁を……、その汁に一尺の細い布をひたす。ひたしたら、それを日に曝して乾かし、乾いたら、またひたす。汁がなくなったら、楮と椅桐の樹液を取り……ひたしておいた布に塗り、乾燥したら、ちゃんとしまっておく。薬巾を使うときは、手にとって陰茎を撫でる。そうすると陰茎が勃起する。楊思は、……形状は小さい……のようであり、人を刺す虫である。

本文　三

〔一曰〕、□□蛇牀(一)泰半參(二)、藺本(三)二斗半、潘石(四)三指最一、桂(五)尺者五廷(六)□□□□□之菩半□□者一抍(七)、以三〔月〕茜濺(八)□、孰煮、令瀆、而以布巾曼(一〇)其□□□汁。且爲之、□□□□□□□□□□□之、令膚急毋歕、有令男子足▨

〔一に曰わく〕、……蛇牀《だしょう》泰半參、藺本二斗半、潘石三指最（撮）一、桂の尺なる者五廷《てい》（挺）……の菩半……者一抍《けん》（葉）、三〔月〕を以て濺《たい》（蔵）を茜《した》み…、孰《よ》（熟）く煮て、瀆（沸）かしめて、布巾を以て其の…を曼《おお》（幔）い……汁。且《まさ》に之を爲さんとするに、……之、膚をして急ならしめて歕（垂）ること毋からしめ、有（又）た男子の足をして……せしむ……

【注釈】

（一）蛇牀――本草名は蛇床《だしょう》。方一〇「勺」本文二の注（四）参照。

（二）泰半參――「泰半」は「太半」で、三分の二を太半といい、三分の一を少半という。『漢書』巻一上・高帝紀上、「今漢有天下太半」。韋昭注「凡數三分有二爲太半、有一分爲少半」。また、「參」は三分の一を意味する。方一五「便近内」本文一の注（三）参照。したがって、「泰半參」は、九分の二斗ほどの容量になる。

(三) 藺本――薬名と考えられるが、不明。一説は「藺」を「菻《りん》」の仮借字と解する。『說文解字』、「菻、蒿屬」。「菻」は、「蘮《りん》」と同じ。『集韻』上・四十七、「菻、說文、蒿屬。或从廩」。『爾雅』釋草の「莪、蘿」の郭璞注「今莪蒿也。亦曰廩蒿」。『政和本草』巻一一・草部下品之下・角蒿条引く陳藏器『本草拾遺』に「蘮蒿。味辛、溫、無毒。主破血、下氣。煮食之。似小薊。生高崗。宿根先於白草。一名莪蒿」。

(四) 潘石――すなわち礬石《はんせき》である。『雜療方』「約」では「蕃石」に作る。『政和本草』巻三・玉石部上品引く『神農本草經』、「礬石。味酸、寒。主寒熱、洩痢、白沃、陰蝕、惡瘡、目痛、堅骨齒。鍊餌服之、輕身、不老、增年」。

(五) 桂――方一〇「勺」本文二の注(二)参照。

(六) 廷――「廷」は「挺」。挺《てい》は、細長いまっすぐなものを数えるときに用いる量詞。また「脡」に作る。『儀禮』鄉飲酒禮、「薦脯五挺」。『經典釋文』、「五挺、大頂反。本亦作脡、同」。

(七) 拼――「拼」は「葉」。葉《けん》は、こたば。『說文解字』、「葉、小束也」。

(八) 瀐――「瀐」は「酨」。酨《たい》は、酢漿、こんず。醸造して造る酸味飲料の一種。『說文解字』、「酨、酢漿也」。方一「老不起」本文二の注(二)参照。

(九) 茜――「茜《しゅく》」は、「縮《しゅく》」に通じ、したむ・酒をこすの意。『詩經』小雅・伐木、「有酒湑我」。毛傳「湑、茜之也」。『經典釋文』、「茜之、所六反。與左傳縮酒同義。謂以茅泲之而去其糟也」。一説に「茜」は「蕕《ゆう》」に通じ、水草の一種とする。『爾雅』釋草、「茜、蔓于」。郭璞注「草生水中。一名軒于。江東呼茜。音猶」。『政和本草』巻一一引く陳藏器『本草拾遺』、「蕕草。味甘、大寒、無毒。主濕痺、消水氣」。

(一〇) 曼――「曼」は、「幔」に通ずる。ここでは、覆うと解する。『說文通訓定聲』乾部弟十四部、「曼、或曰借爲幔」。『廣雅』釋詁二、「幔、覆也」。

【口語訳】

一方。……蛇床《だしょう》を九分の二斗、藺本を二斗半、礬石《はんせき》を三本の指先で一つまみ、長さ一尺の桂を五本、……の苦半……の小束を一つ、三月に酢漿《こんず》を濾し…、よく煮て、沸騰させて、布巾でその…を覆って……汁。これから行おうとするときは、……之、皮膚をひきしめて垂れなくさせ、さらに男子の足を……させる……

本文　四

〔一曰〕、〔取〕萩莢（一）二、治之、以水一參沃之、善挑（二）、卽漬巾中、卒其時（三）而村（四）之、□□□乾、輒復漬。

〔一に曰わく〕、萩莢《しゅうきょう》二を〔取り〕、之を治し、水一參を以て之に沃《そそ》ぎ、善く挑《ま》ぜ、卽ち巾を中に漬《ひた》し、其の時を卒《つ》くして之を村《いだ》し、……乾けば、輒ち復た漬す。

【注釈】

（一）萩莢——すなわち皂莢《そうきょう》である。『雜療方』は「蕉莢」に作る。『政和本草』巻一四・木部下品引く『神農本草經』、「皂莢。味辛鹹、溫。主風痺死肌、邪氣風頭淚出、利九竅、殺精物」。同じく引く『名醫別錄』、「療腹脹滿、消穀、除欬嗽、囊結、婦人胞不落、明目、益精。可爲沐藥、不入湯」。

（二）挑——『說文解字』、「挑、撓也」「撓、擾也」。ここでは、攪拌する・かき混ぜるの意味。

（三）卒其時——晬《さい》時、すなわち一昼夜と解する。『爾雅』釋詁下、「卒、盡也」。『黃帝內經靈樞』壽夭剛柔篇、「每漬必晬其日、乃出乾」。丹波元簡注「晬、盡日也」。『靈樞』上膈篇、「下膈者、食晬時乃出」。張介賓注「晬時、周時也」。

（四）村——整理小組注は「村」を「抽」と解する。『太玄經』玄攡、「抽不抽之緒」。范望注「抽、出也」。

【口語訳】

一方。皂莢《そうきょう》二個を取り、つき砕いて粉末にし、水三分の一斗を注いで、よく混ぜたら、巾をその中にひたし、一昼夜たったら取り出し、……乾いたら、再びひたす。

本文　五

〔一曰〕、陰乾牡鼠腎（一）、冶、取邑鳥卵潰（二）（三）、并以涂新布巾。卧、以抿（四）男女。

〔一に曰わく〕、牡鼠の腎を陰乾して、冶し、邑鳥卵を取りて潰《こわ》し、并《あ》わせて以て新しき布巾に涂（塗）る。卧するに、以て男女を抿《な》（㨉）づ。

【注釈】

（一）牡鼠腎——『政和本草』巻二二・蟲魚部下品引く『名醫別録』、「牡鼠。微温、無毒。療踒折、續筋骨。擣傅之、三日一易」。腎は、ここでは外腎、すなわち睾丸を指す。

（二）邑鳥卵——「邑」は、ここでは、「雑」と解する。邑鳥卵は雑鳥卵で、鳥の種類を問わず、鳥卵の意味に解する。本方の本文一の注（六）参照。

（三）潰——ここでは、壊す・壊れるの意。毀つと同じ意味である。『荀子』議兵篇、「當之者潰」。楊倞注「潰、壞散也」。

（四）抿——「抿」は「㨉」。『説文解字』は㨉《びん》に作り、「㨉、撫也」。

【口語訳】

一方。牡の鼠の睾丸を陰干しして、つき砕いて粉末にし、鳥の卵を取って割り、合わせて新しい布巾に塗る。寝るときに、それで男女を撫でる。

本文　六

〔一曰〕、取茀選（一）一斗、二分之、以截漬（二）一分而暴之。冬日置竈上、令極潰、即出茀選、□□□□、餘如前、

卽以漬巾、盡其汁。已、臥而漬巾、以捪男、令牝亦▨

〔一に曰わく〕、弟選《ふっせん》一斗を取り、之を二分し、截《たい》を以て一分を漬《ひた》して之を暴《さら》す。冬日に竈の上に置き、極《よ》く濆（沸）かしめ、卽ち弟選を出し、……、餘は前の如くし、卽ち以て布を漬し、其の汁を盡くす。已《すで》にして、臥して巾を漬し、以て男を捪《な》（揗）づれば、牝をして亦た……

【注釈】

（一）弟選——弟選は、すなわち蛗蠜《ふつら》で、蝸牛のこと。選字と蠜字は、古通用す。方一〇「勺」本文一の注（二）参照。

（二）截——本方本文三の注（八）参照。

【口語訳】

一方。蝸牛《かたつむり》一斗を取り、それを二等分し、半分を酢漿《こんず》にひたしてから日に曝す。冬になったら竈の上に置いて、よく沸騰させてから、蝸牛を取り出し、……残りを前と同じように処理したら、汁で巾をひたして、汁を全部吸収させる。そのようにしたら、横になって巾をひたし、それで男を撫でると、女をまた……させる……

本文　七

〔一〕曰、蠃（一）四斗、美洛（二）四斗、天牡（三）四分升一、桃可（四）大如棗、牡螻首（五）二七、□□□□□□□□半升、幷漬洛中。已、取汁以□□□布□□漬、汁盡而已。□用之、濕□□操玉莢（六）、則馬鶩（七）矣。●所胃天牡者、□□□食桃李華者殹。〔桃可〕者、桃實小時毛殹。牡螻者、頡蠸（八）□□□□□□□□□□□者殹。□□者、狀如贛（九）皮。

〔一に〕曰わく、贏《ら》四斗、美《うま》き洛（酪）四斗、天牡四分升の一、桃可の大きさ棗の如きもの、牡螻《ぼろう》の首二七、……半升、幷《あ》わせて洛（酪）中に漬《ひた》す。已にして、汁を取りて以て……布……漬し、汁盡くれば而《すなわ》ち已《や》む。…之を用うるに、濕……玉莢（筴）を操《と》れば、則ち馬鶩《た》つ。●胃（謂）う所の天牡なる者は、……桃李の華（花）を食らう者殹《なり》（也）。〔桃可なる〕者は、桃實の小さき時の毛殹《なり》（也）。牡螻なる者は、頡蠸《けつけん》……者殹《なり》（也）。……なる者は、狀は贛《かん》の皮の如し。

【注釈】

（一）贏——蛂贏《ふつら》の簡称と解する。すなわち蝸牛。方一〇「勺」本文一の注（二）参照。

（二）洛——「洛」は「酪」。『釋名』釋飲食、「酪、澤也。乳汁所作、使人肥澤也」。『政和本草』巻一六・獸部上品引く『新修本草』、「酪。味甘酸、寒、無毒。主熱毒、止渴、解散。發利、除胸中虛熱、身面上熱瘡、肌瘡」。

（三）天牡——本方の後文によれば、桃や李の花を食う昆虫である。整理小組注は「天牡」を「天社」と解する。『政和本草』巻三〇引く『名醫別錄』、「天社蟲。味甘、無毒。主絕孕、益氣。如蜂大腰。食草木葉。三月採」。

（四）桃可——本方の後文によれば、桃の実が小さいときに生える毛である。『政和本草』巻二三・果部引く『神農本草經』下品、「桃毛。主下血瘕、寒熱積聚、無子」。

（五）牡螻首——整理小組注は「牡螻」を「螻蛄《ろうこ》」と解する。帛書『胎產書』は「牡狗首」に作り、『方言』一一は「螻蛄」について「南楚謂之杜狗」という。『政和本草』巻二二・蟲魚部下品引く『神農本草經』、「螻蛄。味鹹、寒。主產難、出肉中刺、潰癰腫、下哽噎、解毒、除惡瘡」。

（六）玉莢——ここでは、陰莖と解する。本方の本文二の注（七）参照。

（七）馬鶩——前文の「馬鶩」と同じ意味と解する。「鶩」は、「鷩」字の訛字であろう。本方の本文二の注（八）参照。

（八）頡蠸——瓜につく昆虫の一種と解する。『爾雅』釋蟲、「蠸、輿父、守瓜」。郭璞注「今瓜中黃甲小蟲、喜食瓜葉、故曰守瓜」。

（九）贛——帛書『雜療方』の「約」では「蘙《かん》」に作る。蘙は、薏苡《よくい》の別名。『政和本草』巻六・草部上品之上引く『神農本草經』、「薏苡仁。味甘、微寒。主筋急拘攣不可屈伸、風濕痹、下氣。久服、輕身、益氣。其根下三蟲」。同じく引く『名醫別錄』、「一名蘙」。

【口語訳】
一方。蝸牛を四斗、上質の酪を四斗、天社を四分の一升、桃可を棗の大きさほどの分量、螻蛄《ろうこ》の頭を十四個、……半升、以上のものを全部酪の中にひたす。そうしたなら、汁を取って以……布……ひたし、汁がなくなったら止める。使うときは、湿……陰茎を手で持てば、陰茎が勃起する。天社とは、……桃や李の花を食う虫である。桃可とは、桃の実が小さいときに生える毛である。螻蛄とは、瓜につく虫の……である。……の形状は、薏苡《よくい》の果実の外皮に似ている。

本文　八

〔一曰〕、燔□柎、張巾其□□□□□□□□□□有□□□□、以巾玩牝、馬蠠▨(一)

〔一に曰わく〕、……柎《ふ》を燔《や》き、巾を其の……に張り……有……、巾を以て牝を玩《もてあそ》べば、馬蠠《わず》(纔)かに……

【注釈】
(一)整理小組注「帛書では、この行以下に欠損があり、行数は不明である」。

【口語訳】
一方。…柎を焼いて、巾をその…に張って……有……、巾で女を玩弄すれば、陰茎はようやく……

一七、輕身益力（一）

本文　一

一曰、欲輕身（二）者、取人所□□□□□□□□□□□□□□□□□□□□□□□□幷□、以爲後飯（三）。春秋□□□□□□□□□□□□□□□□□□□□□□□□□□□□□之各四斗、與□□□養□□□□□□□□□□□□□□□□⧄

一に曰わく、身を輕くせんと欲する者は、人の……所を取り……幷……、以て後飯と爲す。春秋……の各おの四斗、與……養……

【注釈】

（一）整理小組注「本条は目録中の『輕身益力』に属するが、原小標題は帛書の欠損により、条文の最初の薬方を記載する部分とともに失われている」。

（二）輕身――身体を軽快にすること。古代の養生法で使われる述語であり、神仙思想と関係がある。たとえば、『神農本草經』の上品に分類される薬のほとんどには、「久服、輕身、益氣、不老、延年」という薬効が記されている。

（三）後飯――食後にすぐ服薬すること。『黄帝内經素問』腹中論篇、「以五丸爲後飯」。王冰注「飯後藥先、謂之後飯」。

【口語訳】

一方。身体を軽快にしたいと思う者は、人の……したものを取り……合わせて…、食後にすぐ服用する。春と秋に……をそれぞれ四斗、与……養……

一八、除中益氣

本文　一

〔除中益氣〕(一)。□□茲肉肥(二)□□□膏者、皆陰乾、冶、以三指最(三)一□

〔除中益氣〕。……茲《し》肉肥……膏者、皆陰乾して、冶し、三指最（撮）一を以て……

【注釈】

（一）除中益氣――整理小組注「小標題は目録に拠って試みにここに補った」。除中は、治中、理中と同じ意味と解する。『說文解字』、「除、殿陛也」。段玉裁注「凡去舊更新皆曰除。取拾級更易之義也」。

（二）茲――整理小組注は「茲《じ》」を「牸《し》」の仮借字とする。牸は、母牛。『玉篇』牛部・第三五八、「牸、疾利切、母牛也」。

（三）三指最――方四「加」の注（七）参照。

【口語訳】

体内を整えて元気を益す方。……母牛の肉の肥えた……膏者、みな陰干しして、つき砕いて、三本の指先で一つまみした量を……

本文　二

〔一曰〕、□節者、其樂以鳥(一)〔卵〕、□□、澤舄(二)、䔹(三)、酸棗(四)□□□□□□□□□□□等、冶、卽以松脂(五)和、

以爲完、後飯（六）、少多自▢

〔一に曰わく〕、…節なる者は、其の樂（藥）に鳥（卵）、……、澤舄《しゃ》（瀉）、蓫《すい》、酸棗……を以て……等しくし、冶し、卽ち松脂を以て和《ま》ぜ、以て完（丸）と爲し、後飯にし、少多は自（恣）しいままにす……

【注釈】

（一）鳥卵――「卵」字は原欠。今『養生方』の各方に拠って補う。

（二）澤舄――「舄」は「瀉」。『政和本草』巻六・草部上品之上引く『神農本草經』、「澤瀉。味甘、寒。主風寒濕痺、乳難、消水、養五藏、益氣力、肥健。久服、耳目聰明、不飢、延年、輕身、面生光、能行水上」。

（三）蓫――整理小組注は「蓫」を本方の後文に見える「蒁」とし、「『説文』は蒁字を記載するが、薬物の配合から見て、蓫も蒁も朮の仮借字と解するのが妥当である」と指摘する。『政和本草』巻六・草部上品之上引く『神農本草經』、「朮。味苦、溫。主風寒濕痺、死肌、痙疸、止汗、除熱、消食。作煎餌、久服、輕身、延年、不飢」。

（四）酸棗――『政和本草』巻一二・木部上品引く『神農本草經』、「酸棗。味酸、平。主心腹寒熱、邪結氣聚、四肢酸疼、濕痺。久服、安五藏、輕身、延年」。

（五）松脂――方四「加」の注（六）参照。

（六）後飯――方一七の注（三）参照。

【口語訳】

一方。…節者は、その薬物として鳥卵、……、沢瀉、朮、酸棗、……を用意し、それぞれを同量に取り、つき砕いて粉末にしてから、松脂を混ぜ合わせて、丸薬にし、食後にすぐに服用する。量の多少は随意にする。

本文　三

〔一曰〕、春秋時取冤(一)、陰乾、冶之。取冬葵種(二)、冶、幷之。參〔指最〕□□□□□□□□□□□益中(三)。

〔一に曰わく〕、春秋の時に冤《えん》を取り、陰乾して、之を冶す。冬葵種を取り、冶し、之に幷《あ》わす。參〔指最〕〔撮〕もて……中を益す。

【注釈】

(一) 冤――整理小組注は「冤《えん》」を「菀《えん》」の仮借字とする。『説文解字』、「菀、茈菀。出漢中房陵」。本草は紫菀に作る。『政和本草』巻八・草部中品之上引く『神農本草經』、「紫菀。味苦、溫。主欬逆上氣、胸中寒熱、結氣、去蠱毒、痿蹶、安五藏」。

(二) 冬葵種――本草の冬葵子である。『政和本草』巻二七・菜部上品引く『神農本草經』、「冬葵子。味甘、寒。主五藏六府寒熱、羸痩、五癃、利小便。久服、堅骨、長肌肉、輕身、延年」。

(三) 益中――小標題の「除中益氣」の意味に解する。すなわち、体内を整えて元気を益すこと。

【口語訳】

一方。春と秋に紫菀を採取し、陰干しして、つき砕いて粉末にする。冬葵子を採取し、つき砕いて粉末にして、それと合わせる。三本の指先でつまんだ量を……体内の元気を益す。

本文　四

〔一曰〕、□□、方風(一)、□三等、界當三物、冶、三指最後飯▨

〔一に曰わく〕、……、方〔防〕風、…三は等しくし、界〔芥〕は三物に當て、冶し、三指最〔撮〕もて後飯にす……

郵 便 は が き

恐れ入ります が切手をお貼 り下さい

101-0051

東京都千代田区
神田神保町１－３

株式会社 東方書店 行

フリガナ		性別		年令
ご氏名		男	女	歳
〒・☎	(〒 －) (☎ － －)			
ご住所				
E-mail				
ご職業	1．会社員 2．公務員 3．自営業 4．自由業（ ） 5．教員（大学・高校・その他） 6．学生（学校名 ） 7．書家・篆刻家 8．無職 9．その他（ ）			

購入申込書

(書店)	定価 ¥	部
(書店)	定価 ¥	部

※小社刊行図書をご入手いただくために、このハガキをご利用ください。
ご指定書店に送本いたします。書店のご利用が不便の時、お急ぎの時は代金引換え払いでお送りいたします。送料は冊数に関係なく、税込380円（2010年1月現在）です。

ご指定書店名

お問い合せ先
東方書店業務センター ☎03（3937）0300

愛読者カード

このたびは小社の出版物をご購入いただきましてありがとうございます。

今後の出版活動に役立てたいと存じますのでお手数ですが諸項目ご記入の上ご投函いただければ幸いです。お送りいただいたお客様の個人情報につきましては小社の扱い商品の販売促進以外の目的に使用することはございません。

● **お買い求めになったタイトル**（必ずご記入ください）

● **お買い求めの書店**（所在地・サイト名）

● **本書をお求めになった動機に○印をお願いいたします**

1：書店の店頭でみて　2：広告・書評をみて（新聞・雑誌名　　　　　　　　　）
3：小社の（月刊東方　ホームページ）をみて　4：人にすすめられて
5：インターネットの情報をみて　　6：その他（　　　　　　　　　　　　）

● **ご希望があれば小社発行の下記雑誌の見本誌をお送りいたします**

1：人民中国〔中国発行の月刊日本語総合誌〕
2：東方〔中国出版文化の月刊総合情報誌〕
上記のうち（　1　・　2　）の見本誌を希望

● **E-mailでの各種情報の送信を**　　希望する　・　不要
● **小社図書目録（無料）を**　　希望する　・　不要

● **本書についてのご意見**　いずれかに○をお願いします。

1：価格（　安い　普通　高い　）2：装幀（　良い　可　不可　）

● **本書を読まれてのご感想、ご希望、編集者への通信、小社の出版活動についてのご意見などご自由にお書きください**

【注釈】

（一）方風――「方」は「防」。『政和本草』巻七・草部上品之下引く『神農本草經』、「防風。味甘、溫。主大風、頭眩痛、悪風、風邪、目盲無所見、風行周身、骨節疼痺、煩滿。久服、輕身」。

（二）界――整理小組注は「界」を「芥」と解する。『政和本草』巻二七・菜部上品引く『名醫別錄』、「芥。味辛、溫、無毒。歸鼻。主除腎邪氣、利九竅、明耳目、安中。久食、溫中」。

【口語訳】

一方。……と防風と…の三薬は同量に取り、芥は三薬の総量と同量に取り、つき砕いて粉末にし、三本の指先でつまんだ量を食後にすぐに服用する……

本文　五

〔一〕曰、〔取〕牛肉（一）薄劙（二）之、卽〔取〕萆荚（三）寸者、置□□牛肉中、炊沸、休、有炊沸、有休、三而出肉食之。臧汁及萆荚、以復煮肉、三而去之。□〔令〕人環益強而不傷人。●食肉多少次殹。

〔二に〕曰わく、牛肉を〔取りて〕薄く之を劙《と》（劙）き、卽ち萆荚《ひけつ》の寸なる者を〔取り〕、……を牛肉中に置き、炊《かし》ぎて沸かし、休《や》め、有（又）た炊ぎて沸かし、有（又）た休め、三たびにして肉を出して之を食らう。汁及び萆荚を臧《おさ》（藏）め、以て復た肉を煮、三たびにして之を去る。……人〔をして〕環益し強からしむるも人を傷《やぶ》らず。●肉を食らうに多少は次（恣）しいままにする殹《なり》（也）。

【注釈】

（一）牛肉――『政和本草』巻一七・獸部中品引く『名醫別錄』、「（牛）肉。味甘、平、無毒。主消渴、止啘洩、安中、益氣、養脾胃」。

（二）剝――「剝」は「劙」。『方言』一三、「劙、解也」。

（三）萆英――本条の後文では「萆蒵《ひけい》」に作り、方二〇「治力」では「萆薢《ひかい》」に作る。英、蒵、薢は音通。『政和本草』巻八・草部中品之上引く『神農本草經』、「萆薢。味苦、平。主腰背痛强、骨節風寒濕周痺、悪瘡不瘳、熱氣」。

【口語訳】

一方。牛肉を用意してそれを薄く切り、また萆薢《ひかい》を長さ一寸にしたものを用意して、（萆薢）を牛肉の中に入れて、焚いて沸騰したら、火を止め、また焚いて沸騰したら、また止め、三回繰り返してから肉を取り出して食べる。汁と萆薢は保存しておき、それでまた肉を煮る。三回使ったら棄てる。……人を若返らせ強壮にし、しかも副作用がない。食べる肉の量は随意にする。

本文　六

〔一曰〕、取白杬本（一）、陰乾而冶之、以馬醬（二）和、□丸、大如指〔端〕、□□□□□□空中、張且大。

〔一に曰わく〕、白杬《げん》の本を取り、陰乾して之を冶し、馬醬を以て和《ま》ぜ、…丸め、大きさ指〔端〕の如くし、……空（孔）中、張り且つ大ならん。

【注釈】

（一）白杬本――白杬は、白色の芫花と解する。『爾雅』釋木、「杬、魚毒」。『經典釋文』、「杬、又作芫」。『説文解字』は芫《げん》に作り、「芫、魚毒也」。本草名は芫花。『政和本草』巻一四・木部下品引く『神農本草經』、「芫花。味辛、溫。主欬逆上氣、喉鳴喘、咽腫短氣、蠱毒、鬼瘧、疝瘕、癰腫、殺蟲魚」。同じく引く『名醫別錄』、「一名毒魚、一名杜芫、其根名蜀桑根。療疥瘡。可用毒魚」。同じく引く『呉普本草』、「華有紫赤白者」。「本」は、「根」と解する。『說文』、「本、木下曰本」。

（二）馬醬——馬醬は、馬肉を塩や酢に漬け込んだしおから。方七「治」本文三の注（二）参照。

【口語訳】

一方。白色の芫花《げんか》の根を取り、陰干ししてつき砕いて粉末にし、馬肉のしおからと混ぜて、指の先ほどの大きさに丸めて、……孔《あな》の中に…、ふくらんで、しかも大きくなる。

本文 七

〔一曰〕、滿冬、(一) 蒁、(二) 房風、(三) 各冶之、等、并之☒

〔一に曰わく〕、滿冬、蒁、房（防）風、各おの之を冶し、等しくして、之を并《あ》わせ……

【注釈】

（一）滿冬——すなわち門冬で、天門冬の略。『爾雅』釋草、「蘠蘼《しょうび》、虋《もん》冬」。郭璞注「虋冬、一名滿冬、本草云」。方一「老不起」本文二の注（一）参照。

（二）蒁——すなわち朮。本方の本文二の注（三）参照。

（三）房風——本方の本文四の注（一）参照。

【口語訳】

一方。天門冬と朮と防風を用意し、それぞれつき砕いて粉末にし、同量に取って、混ぜ合わせる。……

本文　八

〔一曰〕、取芎桂(一)二、細辛(二)四、萩(三)一、戊厲(四)一、秦枺(五)二、〔三〕指最以爲後飯、令人強。

〔一に曰わく〕、芎桂二、細辛四、萩一、戊厲一、秦枺（椒）二を取り、〔三〕指最（撮）以て後飯と爲せば、人をして強からしむ。

【注釈】

（一）芎桂――すなわち菌桂である。方一一「益甘」本文一の注（七）参照。

（二）細辛――『政和本草』巻六・草部上品之上引く『神農本草經』、「細辛。味辛、溫。主欬逆、頭痛腦動、百節拘攣、風濕痹痛、死肌。久服、明目、利九竅、輕身、長年」。

（三）萩――整理小組注は「青蒿」の別名とする。帛書『五十二病方』「牝痔」に「青蒿者、荊名曰萩」とある。「青蒿」は、「草蒿」の別名。『政和本草』巻一〇・草部下品之上引く『神農本草經』、「草蒿。味苦、寒。主疥瘙痂痒、惡瘡、殺蝨、留熱在骨節間、明目。一名青蒿」。

（四）戊厲――本草名は牡蠣。『政和本草』巻二〇・蟲魚部上品引く『神農本草經』、「牡蠣。味鹹、平。主傷寒寒熱、溫逆洒洒、驚恚怒氣、除拘緩、鼠瘻、女子帶下赤白。久服、強骨節、殺邪鬼、延年」。

（五）秦枺――「枺」は「椒」。『政和本草』巻一三・木部中品引く『神農本草經』、「秦椒。味辛、溫。主風邪氣、溫中、除寒痹、堅齒髮、明目。久服、輕身、好顏色、耐老、增年、通神」。

【口語訳】

一方。菌桂《きんけい》を二、細辛《さいじん》を四、草蒿《そうこう》を一、牡蠣《ぼれい》を一、秦椒《しんしょう》を二の分量に取り、（それらをつき砕いて粉末にし、）三本の指先でつまんだ量を食後にすぐに服用すれば、人を強壮にする。

本文　九

〔一曰〕、如(一)、濕靡、盛之。飽食飲酒□□者臭之。□□各善治、皆幷、三宿(二)雄鷄血(三)□□□□□□、以繒蕠之、因以蓋□以韋□雄□堅□□□旬。竹緩節(四)者一節、大徑三寸▨

〔一に曰わく〕、如《じょ》（茹）もて、濕《しめ》るに靡《す》（磨）り、之を盛る。飽食して酒を飲み……者は之を臭（嗅）ぐ。……各おの善く治し、皆幷《あ》わせ、三宿の雄鷄の血……、繒《そう》を以て之を蕠《つつ》（裝）み、因りて以て蓋《おお》い…韋《なめしがわ》を以て…雄…堅……旬。竹の緩節なる者一節、大きさ徑三寸……

【注釈】

（一）如――すなわち「茹草」で、「柴胡」の別名。整理小組注「本方で用いるのは、柴胡の地上部分である」。『政和本草』巻六・草部上品之上引く『神農本草經』、「柴胡。味苦、平。主心腹、去腸胃中結氣、飲食積聚、寒熱邪氣、推陳致新。久服、輕身、明目、益精」。同じく引く『名醫別錄』、「一名茹草」。

（二）三宿――三宿の普通の意味は三夜あるいは三昼夜であるが、ここでは、年齢が三年のものと解する。『本草綱目』巻四八・鶏冠血に「鶏冠血、三年雄鶏者良」、「鶏冠血、用三年老雄者、取其陽氣充溢也」という。

（三）雄鶏血――『政和本草』巻一九・禽部引く『名醫別錄』、「(雄鶏)血。主踒折骨痛及痿痺」「冠血。主乳難」。

（四）緩節――整理小組注「茎の節の間が比較的長いことを指す。稠節の対語」。

【口語訳】

一方。柴胡《さいこ》（の地上部分）を採取し、湿ったままのものを石うすですりつぶし、器に盛る。飽食して酒を飲み……した者はその臭いを嗅ぐ。……それぞれよくつき砕いて粉末にして、混ぜ合わせ、年齢が三年の雄の鶏の血……、絹でそれを包み、蓋をして…なめし革で…雄…堅……旬。竹の節の間が長いものを一節、口径は三寸……

本文　一〇

〔一曰〕、以秋取□量(一)□□首(二)□□□□□三□□□之、强。

〔一に曰わく〕、秋を以て……量、……首、……を取り……三……之、强からしむ。

【注釈】

（一）□量――方一六「〼巿」に見える「盤量」と解する。本草名は斑猫。『名醫別錄』が斑猫について「八月取」というのは、本方とよく合致する。方一六「〼巿」本文二の注（三）参照。

（二）□□首――方一六「〼巿」に見える「牡螻首」と解する。本草名は螻蛄。方一六の本文七の注（五）参照。

【口語訳】

一方。秋に斑猫《はんみょう》と螻蛄《ろうこ》の頭部……を取り……三……之、強壮にする。

本文　一一

〔一曰〕、取□□□□□□□□□□□□□□强。

〔一に曰わく〕、取……强。

【口語訳】

一方。……を取り……強壮にする。

本文　一二

〔一曰〕、〔以〕□汁置籥中(一)、牡鳥□□□□□□□□□置水中、飲之。

〔一に曰わく〕、……汁〔を以て〕籥《やく》中に置き、牡鳥……水中に置き、之を飲む。

【注釈】

（一）籥――ここでは、竹管の意味に解する。

【口語訳】

一方。……汁を竹管の中に入れ、牡鳥……水の中に入れて、それを飲む。

本文　一三

〔一曰〕、以豬膏大如手、令蠭□□□□□□□□□□□□□□□□□淳曹(一)四斗、善治□。節弗欲、洒之(二)。

〔一に曰わく〕、豬《ちょ》膏の大きさ手の如きものを以て、蠭（蜂）をして……せしめ……淳《じゅん》（醇）曹《そう》（糟）四斗、善く治して…。節（卽）ち欲せざれば、之を洒《あら》う。

【注釈】

（一）淳曹――「淳曹」は「醇糟」。醇は、濃い酒。『說文解字』、「醇、不澆酒也」。段玉裁注「凡酒、沃之以水則薄、不雜以水則曰醇」。糟は、もろみ、麴の浮いている濁酒。『說文』、「糟、酒滓也」。

（二）整理小組注「帛書は本行以下に欠損があり、行数は不明である」。

【口語訳】

一方。手の大きさの猪の膏を蜂に……させ……もろみの浮いている濃い濁り酒四斗、よくつき砕いて粉末にして…。望まないときは、それを洗う。

本文　一四

〔一曰〕、□□□□□等、亦以□□後飯。

〔一に曰わく〕、……等しくし、亦た……を以て後飯にす。

【口語訳】

一方。……同量に取り、また……を食後にすぐに服用する。

本文　一五

〔一曰〕、□□□大牡兔（一）、皮（二）、去腸。取萆蒵（三）長四寸一把（四）、荒（五）一把、烏豙（六）十□□□削皮細析。以大〔牡兔〕肉入藥間、盡之、乾。勿令見日、百日□裹。以三指最一爲後飯百日、支六七歳（七）。□食之可也、次所用。

〔一に曰わく〕、……大なる牡の兔、皮《かわは》ぎ、腸を去る。萆蒵《ひけい》の長さ四寸なるもの一把、荒《じゅつ》（朮）一把、烏豙《うかい》（喙）十……を取り……皮を削《けず》り細かく析《わ》く。大なる〔牡の兔の〕肉を以て藥の閒に入れ、之を盡くし、乾かす。日を見せしむること勿く、百日にして…裹《つつ》む。三指最（撮）一を以て後飯と為すこと百日にして、六七歳に支《た》う。…之を食らうも可なり、用うる所を次（恣）しいままにす。

【注釈】

（一）牡兔――兔は頭骨、骨、脳、肝、肉が薬用に使われる。ここでは兔肉である。『政和本草』巻一七・獸部中品引く『名醫別錄』、「(兔)肉。味辛、平、無毒。主補中、益氣」。

（二）皮――ここでは、皮を剥ぐの意味に解する。『廣雅』釋言、「皮、膚、剝也」。『説文解字』「皮」の段玉裁注「凡去物之表、亦皆曰皮」。『戰國策』韓策二、「聶政大呼、所殺者數十人、因自皮面抉眼、自屠出腸、遂以死」。

（三）萆䕑――すなわち萆薢である。本方の本文五の注（三）参照。

（四）一把――把は、片手で握ること。『説文解字』、「把、握也」。本草では薬量の単位として用いる。『政和本草』巻一引く『本草經集注』序例、「凡方云、……云某草一束者、以重三兩爲正。云一把者、重二兩爲正」。

（五）苿――本方の本文二の注（三）参照。

（六）烏彖――「彖」は「喙」。烏頭の別名。方一五「便近内」本文二の注（二）参照。

（七）支六七歳――支は、ここでは、堪えると解する。『國語』越語下、「其君臣上下、皆知其資材之不足以支長久也」。韋昭注「支猶堪也」。一説は「支」を「置」に読み、六、七年間保存することと解する。

【口語訳】

一方。……大きな牡の兔を…、皮を剥いで、腸を取り去る。長さ四寸にした萆薢《ひかい》を片手で一握り、朮を片手で一握り、烏頭《うず》を十……用意し、皮を除いて細かく切る。大きな牡の兔の肉を薬物の間に入れ、十分に混ざったら、乾かす。日に曝さないようにして、百日たったら…包んでおく。三本の指先で一つまみした量を食後に服用し、百日間続けると、六、七年その効果が持続する。…それを食べてもかまわない。量は随意にする。

本文　一六

〔一〕曰、取細辛(一)、乾桓(二)、菌桂(三)、烏豙、凡四物、各冶之。細辛四、乾桓、菌、烏豙各二、幷之。三指最以爲後飯、𥁋氣、有令人免澤。

〔一に〕曰わく、細辛、乾桓《きょう》（薑）、菌桂、烏豙《うかい》（喙）を取り、凡《すべ》て四物、各おの之を冶す。細辛四、乾桓（薑）、菌、烏豙（喙）各おの二、之を幷《あ》わす。三指最（撮）以て後飯と爲せば、氣を𥁋し、有（又）た人の免（面）をして澤《つや》やかならしむ。

【注釈】

（一）細辛――本方の本文八の注（二）参照。

（二）乾桓――方一〇「勺」本文二の注（一）参照。

（三）菌桂――方一一「𥁋甘」本文一の注（七）参照。

【口語訳】

一方。細辛、乾薑《きょう》、菌桂、烏頭《うず》を用意し、四種の薬物をそれぞれつき砕いて粉末にする。細辛を四、乾薑と菌桂と烏頭をそれぞれ二の分量に取り、混ぜ合わせる。三本の指先でつまんだ量を食後に服用すれば、元気を益し、また人の顔面をつややかにする。

本文　一七

〔一〕曰、取白苻、紅符(一)、伏霝(二)各二兩、桓十果、桂(三)三尺、皆各冶之、以美醯(四)二斗和之。卽取刑(五)馬膂肉(六)十□、善脯之(七)、令薄如手三指、卽漬之醯中、反復挑之(八)、卽扇之(九)。已扇、陰〔乾〕暘之(一〇)、□□□□潰、有復漬暘如前、盡汁而止。暘之□脩(一一)、卽以椎薄段之、令澤、復暘□□□之、令□澤、□□□□□□□□□□□桼(一二)髼(一三)之、乾、卽善臧之。朝日晝□夕食食各三寸、皆先飯(一四)□□□□□□□□□□□。□□□各治等、以爲後飯。

〔一に〕曰わく、白苻（符）、紅符、伏霝各おの二兩、梔（薑）十果（顆）、桂三尺を取り、皆各おの之を治し、美《うま》き醯《けい》二斗を以て之に和《ま》ず。卽ち刑《くびき》りし馬の膂肉十…を取り、善く之を脯《ほじし》にし、薄きこと手の三指の如からしめ、卽ち之を醯中に漬《ひた》し、反復して之を挑《かきま》ぜ、卽ち之を扇《し》（漏）ます。已に扇（漏）むれば、陰〔乾〕して之を暘《さら》（煬）し、……潰（沸）かし、有（又）た復た漬して暘（煬）すこと前の如くし、汁を盡くして止む。之を暘（煬）して脩《ほじし》…、卽ち椎を以て薄く之を段《う》ち、澤《つや》やかならしめ、復た暘（煬）し……之、…澤やかならしめ、……桼（漆）もて之に髼《ぬ》り、乾かし、卽ち善く之を臧（藏）む。朝日、晝…、夕食に食らうこと各おの三寸、皆先飯……。……各おの治して等しくし、以て後飯と爲す。

【注釈】

（一）白苻、紅符――白石脂、赤石脂と解する。『政和本草』巻三〇引く『名醫別錄』、「五色符。味苦、微溫。主欬逆、五藏邪氣、調中益氣、明目、殺蝨。青符・白符・赤符・黑符・黃符、各隨色補其藏」。『太平御覽』巻九八七引く『呉普本草』、「五石脂、一名青赤黃白黑符」。『政和本草』巻三・玉石部上品引く『神農本草經』、「青石・赤石・黃石・白石・黑石脂等。味甘、平。主黃疸、洩痢、腸澼、膿血、陰蝕、下血赤白、邪氣、癰腫疽痔、惡瘡、頭瘍疥瘙。久服、補髓、益氣、肥健、不飢、輕身、延年。五石脂各隨五色補五藏」。同じく引く『名醫別錄』、「白石脂。味甘酸、平、無毒。主養肺氣、厚腸、補骨髓、療五藏驚悸不足、心下煩、止腹痛、下水、小腸澼、……久服、安心、不飢、輕身、長年」、「赤石脂。味甘酸辛、大溫、無毒。主養心氣、明目、益精、療腹痛、……久服、補髓、好顏色、益智、不飢、輕身、延年」。

（二）伏霝――伏霝は、伏靈で、すなわち茯苓である。方五「筭」本文二の注（一）参照。

（三）桂――方一〇「勺」本文二の注（二）参照。

（四）美醯——醯は、酢。美醯は、良質の酢。方五「筭」本文三の注（三）参照。
（五）刑——『説文解字』、「刑、剄《くびきる》也」。段玉裁注「刑者、剄頸也。横絶之也」。
（六）膂肉——膂は、背骨。膂肉は、背骨の両側の肉を指す。『説文解字』、「呂、脊骨也。象形。……膂、篆文呂、从肉旅聲」。『政和本草』巻一七・獸部中品引く『名醫別錄』、「(馬)肉。味辛苦、冷。主熱、下氣、長筋强腰脊、壯健强志、輕身、不飢」。
（七）脯——「脯」は、ほじし。すなわち干し肉である。ここでは、脯《ほじし》にすることをいう。『呂氏春秋』行論篇、「昔者紂爲無道、殺梅伯而醢之、殺鬼侯而脯之」。馬脯の薬効については、『政和本草』巻一七・獸部中品引く『名醫別錄』、「(馬)脯。療寒熱、痿痺」。
（八）挑——「挑」の本義は「撓《みだ》す」であるが、ここでは、撹拌する・かき混ぜるの意味に解する。『説文解字』、「挑、撓也」。段玉裁注「挑者謂撥動之」。
（九）扇——「扇」は「漏」。ここでは、滲みるの意味に解する。『文選』巻六・魏都賦、「濕壤濊漏而沮洳」。李善注「漏猶滲也」。
（一〇）暘——「暘」は「煬」。あるいは「暘」。ここでは、曝《さら》すと解する。『廣雅』釋詁二、「煬、曝也」。
（一一）脩——脩は干し肉。『周禮』天官・膳夫、「凡肉脩之頒賜、皆掌之」。鄭玄注に引く鄭司農注「脩、脯也」。
（一二）桼——「桼」は「漆」。『政和本草』巻一二・木部上品引く『神農本草經』、「乾漆。味辛、溫、無毒。主絶傷、補中、續筋骨、填髓腦、安五藏五緩六急、風寒濕痺」「生漆。去長蟲。久服、輕身、耐老」。整理小組注は、ここでは生漆に解している。肉脩に漆を塗るのは防腐防虫のためであろう。
（一三）髤——髤は、漆を塗るの意味。また「髹」、「髤」に作る。『廣韻』下平・一八、「髤、……或作髹」。「髹、上同」。『漢書』巻九七下・外戚傳下・孝成趙皇后傳、「殿上髤漆」。顏師古注「以漆漆物謂之髤」。『文選』巻一一・景福殿賦の李善注引く韋昭注「刷漆爲髹」。
（一四）朝日晝□夕食食各三寸、皆先飯——整理小組注「この二句の大意は、毎日三食の食前に上述の製法で作った肉脯を三寸づつ食べるということ」。

【口語訳】

一方。白石脂と赤石脂と茯苓《ぶくりょう》をそれぞれ二両、薑《きょう》を十株、桂を三尺用意し、みなそれぞれつき砕いて粉末にして、二斗の上質の酢でそれらを混ぜ合わせる。首を切り殺した馬の背肉を十…用意し、それを上手に干し肉にして、手の指三本ほどに薄く切り、それを（薬物を混ぜ合わせた）酢の中にひたし、繰り返し攪拌して、滲み込ませる。滲み込んだら、陰干ししてから日に曝し、……沸騰させ、さらにまた前と同じようにひたして日に曝し、汁がなくなるまでやる。日に曝して干し肉を造るときは、槌でたたいて薄くしてつやを出し、また日に曝して……之、…つやを出し、……漆をそれに塗り、乾かして、しっかりと保存しておく。朝昼晩の三食ごとに、それぞれ干し肉を三寸、食前に食べる。……それぞれつき砕いて粉末にし、同量に取って（混ぜ合わせ）、食後に服用する。

一九、用少

本文 一

用少。男子用少而清(一)、□□□□□□□□□□□□□□雄二之血和完、大如酸棗、以爲後飯。〔治〕一
卽▱
□□□□□□□斗□□□□□□□□□□□□以□化半斗、牡腊(二)□□□□□□□□升▱(三)

用少。男子の用少なくして清《す》めるは、……雄二の血もて和《ま》ぜて完（丸）め、大きさ酸棗の如くし、以て後飯と爲す。一
を〔治むれば〕卽ち……
……斗……以…化半斗、牡《ぼ》腊《せき》……升……

【注釈】

（一）男子用少而清――男子の性機能が減退して、精液の量が少なく、かつ希薄で清冷であることと解する。『千金要方』巻一九・補腎第八、「黄帝問五勞七傷於高陽負。高陽負曰、一曰陰衰。二曰精清。三曰精少。四曰陰消。……七曰膝厥痛、冷不欲行、骨熱、遠視涙出、口乾、腹中鳴、時有熱、小便淋瀝、莖中痛、或精自出。有病如此、所謂七傷」。『千金翼方』巻一五・叙虛損論第一、「七傷者、一曰陰寒。二曰陰痿。三曰裏急。四曰精連連而不絕。五曰精少、囊下濕。六曰精清。七曰小便苦數、臨事不卒。名曰七傷」。

（二）牡腊――腊は、干し肉。『說文解字』は「昔」に作り、「昔、乾肉也。从殘肉。日以晞之、與俎同意。腊、籒文从肉」。

（三）整理小組注「帛書では本行以下が欠損しており、行数は不明である」。

【口語訳】

精液が少ない場合の方。男子の精液の量が少なく、希薄で清冷であるときは、……雄二の血で混ぜ合わせて丸薬にする。丸薬は酸棗ほどの大きさにし、それを食後に服用する。治一卽……

……斗……、…で半斗を処理し、牡の動物の干し肉……升……

二〇、治力

本文　一

〔治力〕(一)。□□□□□□□□□□□□□□□□□□□□□□□□□□□□□□身若儀若不儀、以▨

〔治力〕。……身若しくは儀（癢）く若しくは儀（癢）からず、以……

【注釈】

（一）整理小組注「小標題は、目録に拠って試みにここに補った。目録によれば、『治力』と『醪利中』の両題の間には、なお四個の標題があるはずだが、ともにすでに失われており、以下の五方のどれとどれが一個の標題に属するのかは確定できない」。本書では、便宜上、四個の仮の小標題を設け、その下に五方を配分した。

【口語訳】

治力方。……身体に痒いような痒くないような感覚があり、以……

二一、黑髮益氣（一）

本文　一

☐、黑髮益氣、取□□□□□□□□□□□□□□□□□□□□□□□□行、復盛、以一復行□□□□□□□□□□□□□□□□□□□□□□食、火毋絶、卅□□冶、以□□裏、□□□□□□□□□□□□□□□□□□□八月爲藥。

……髮を黑くし氣を益すに、取……行、復た盛り、一を以て復た行……食、火は絶やす毋く、卅……冶、以……裏、……八月に藥（藥）と爲す。

【注釈】

（一）黑髮益氣――本文、目録ともに原小標題は失われているため、仮の小標題として、ここに補った。

【口語訳】

……髪を黒くし、体内の元気を補益するには、……を取って……行、再び（器に）盛り、その一でまた行……食、火は絶やしてはならない。三十（日たったら取り出して）つき砕いて粉末にし、……で包み、……、八月に薬を造る。

二二、爲醴(一)

本文　一

◪、爲醴、用石膏(二)一斤少半、槀本(三)、牛膝(四)□□□□□□□□□□□□□□□□二斗、上□其汁、淳□□□□□□□□□□□□□□□□□◪

……、醴《れい》を爲《つく》るに、石膏一斤少半、槀本、牛膝……を用いて……二斗、上…其汁、淳……

【注釈】

（一）爲醴――本文、目録ともに原小標題は失われているため、仮の小標題として、ここに補った。醴は、甘酒の一種。方二「爲醴」の注（一）参照。

（二）石膏――『政和本草』巻四・玉石部中品引く『神農本草經』、「石膏。味辛、微寒。主中風寒熱、心下逆氣、驚喘、口乾、舌焦、不能息、腹中堅痛、除邪鬼、產乳、金瘡」。同じく引く『名醫別錄』、「亦可作浴湯」。

（三）槀本――本草名は藁本。『政和本草』巻八・草部中品之上引く『神農本草經』、「藁本。味辛、溫。主婦人疝瘕、陰中寒腫痛、腹中急、除風頭痛、長肌膚、悅顏色」。

（四）牛膝――『政和本草』巻六・草部上品之上引く『神農本草經』、「牛膝。味苦。主寒濕痿痺、四肢拘攣、膝痛不可屈伸、逐血氣、傷熱、火爛、墮胎。久服、輕身、耐老」。

【口語訳】

……甘酒を造るには、石膏を一斤半弱、藁本と牛膝を……を用意して、……二斗、上にその汁を…、濃い酒……

一三、益力（一）

本文　一

⧄、益力、敬除（二）☐心匈中惡氣（三）、取槐莢中實（四）、置竈☐☐☐☐☐☐☐☐☐☐☐☐五實、儀甚。☐之不儀、益之、令身若儀若不儀、☐☐☐☐☐☐☐☐☐☐☐☐

……、力を益し、……心匈（胸）中の惡氣を敬除するに、槐莢中の實を取り、竈に……を置き、……五實、儀（癢）きこと甚だし。……の儀（癢）からざれば、之を益し、身をして若しくは儀（癢）く若しくは儀（癢）からざらしめ、……

【注釈】

（一）益力――本文、目録ともに原小標題は失われているため、仮の小標題として、ここに補った。

（二）敬除――「敬」の本義は、言葉を厳しく慎むの意味。『說文解字』、「茍、自急敕也。……猶愼言也」「敬、肅《つつしむ》也」。一説は「敬」を「清」の仮借字とし、「清除」を「徹底的に除去する、一掃する」の意味に解している。

（三）惡氣――ここでは、体内の病邪の気と解する。『黃帝内經靈樞』水脹篇、「寒氣客于腸外、與衞氣相搏、氣不得榮、因有所繫、癖而内着、惡氣乃起、瘜肉乃生」。

（四）槐莢中實――本草名は槐實。『政和本草』巻一二・木部上品引く『神農本草經』、「槐實。味苦、寒。主五内邪氣熱、止涎唾、補絕傷、五痔、火瘡、婦人乳瘕、子藏急痛」。同じく引く『名醫別錄』、「久服、明目、益氣、頭不白、延年」。

【口語訳】

……体力を補益し、……心胸中の病邪の気を一掃するには、槐実を取り、竈に……を置いて、……五実、ひどく痒くなる。

……が痒くないときは、それを増やせば、身体に痒いような痒くないような感覚を起こさせ、……

二四、益壽(一)

本文 一

□谷名有泰室、少室(二)、其中有石、名曰駢石(三)。取小者□□□□□□□□□□□□病益壽(四)。

…谷の名に泰室、少室有り、其の中に石有り、名づけて駢《へん》石と曰う。小なる者を取り……病を…し壽を益す。

【注釈】

（一）益壽——本文、目録ともに原小標題は失われているため、仮の小標題として、ここに補った。

（二）泰室、少室——「泰」は「太」。嵩山の三峰のうち、東を太室、西を少室という。嵩山は、今の河南省登封県の北にあり、五嶽の一つで、中嶽。『史記』巻二八・封禪書、「中嶽、嵩高也」。正義「括地志云、嵩山、亦名曰太室、亦名曰外方也」。

（三）駢石——不明。一説に地下の一枚岩。『管子』地員篇、「挫山白壤十八施、百二十六尺而至於泉。其下駢石、不可得泉」。房玄齢注「言有石駢密、故不可得泉」。

（四）本方は、整理小組の釈文では、「益力」条の後に付属していたが、後二方がいずれも「益壽」「令人壽不老」で終わることから、三方を合して一小標題下にまとめることにする。

【口語訳】

（山）谷の名称に太室と少室があり、そこから駢《へん》石と呼ばれる石が産出する。小さいものを取って……病気（に罹らず）寿命を延ばす。

本文　二

☒、取刑馬、脱脯之。（一）段烏豙（二）一升、以淳酒漬之、□去其宰。□□□□□□□□□□輿（三）、亹（四）冬各□□、革薢（五）、牛膝（六）各五拼（七）、□莢、桔梗（八）、厚□二尺、烏豙十果、幷治、以淳酒四斗漬之、毋去其宰、以□□盡之、□□□以韋橐裹。食以二指最爲後飯。服之六末强（九）、益壽。

……、刑《くびき》りし馬を取り、脱《は》ぎて之を脯《ほじし》にす。烏豙（喙）一升を段《う》ち、淳（醇）酒を以て之を漬《ひた》し、…其の宰（滓）を去る。……輿、亹《もん》（虋）冬各おの……、革薢、牛膝各おの五拼《けん》（菓）、…莢、桔梗、厚…二尺、烏豙（喙）十果（顆）、幷《あ》わせて治し、淳（醇）酒四斗を以て之を漬し、其の宰（滓）を去ること毋く、……を以て之を盡くし、……韋《なめしがわ》の橐《ふくろ》を以て裹《つつ》む。食らうに二〈三〉指最（撮）を以て後飯と爲す。之を服すれば六末强く、壽を益す。

【注釈】

（一）取刑馬脱脯之――刑馬は、首を切って殺した馬。『說文解字』、「刑、剄《くびきる》也」。脱は、皮を剝ぐ、あるいは肉から骨をはずすの意味。『爾雅』釋器、「肉曰脱之」。郭璞注「剝其皮也」。疏引く李巡注「肉去其骨曰脱」。同じく引く皇侃注「治肉、除其筋膜、取好者」。脯は、ほじしにする、干し肉を造るの意味。方一八「除中益氣」本文一七の注（七）参照。整理小組注「本句の意味は、殺して食用にした馬肉の骨をはずしたもので肉脯を造ることである」。

（二）烏豙――「豙」は「喙」。烏喙は、烏頭の別名。方一五「便近内」本文二の注（二）参照。

（三）輿――薬名と思われるが、不明。

（四）亹冬――「亹」は「虋」。すなわち門冬で、天門冬と解する。『爾雅』釋草、「蘠蘼《しょうび》、虋《もん》冬」。郭璞注「虋冬、一名滿冬、本草云」。方一「老不起」本文二の注（一）参照。

（五）革薢――方一八「除中益氣」本文五の注（三）参照。

（六）牛膝――方二二「爲醴」の注（四）参照。

（七）拼——「拼」は「葉」。葉は、こたば。『説文解字』、「葉、小束也」。
（八）桔梗——『政和本草』巻一〇・草部下品之上引く『神農本草經』、「桔梗。味辛、微溫。主胸脇痛如刀刺、腹滿、腸鳴幽幽、驚恐悸氣」。
（九）六末——整理小組注は「四肢及び前陰と後陰」と解する。『春秋左傳』昭公元年、「風淫末疾」。杜預注「末、四支也」。『黃帝内經素問』繆刺論篇、「布於四末」。王冰注「四末、四支也」。

【口語訳】

……首を切って殺した馬の肉を用意し、骨をはずして干し肉を造る。烏頭一升をたたいて、濃い酒にひたし、滓を取り去る。……輿と天門冬をそれぞれ……、萆薢《ひかい》と牛膝をそれぞれ小束を五つ、（皂）莢と桔梗と厚（朴）を二尺、烏頭を十個（用意して）、全部を合わせて、つき砕いて粉末にし、濃い酒四斗にひたし、滓は取り去らずに、以……尽之、……なめし革の袋で包んでおく。服用するときは、三本の指先でつまんだ量を食後に服用する。それを服用すれば、四肢及び前陰と後陰が強壮になり、寿命が延びる。

本文　三

⧄、冶雲母(一)、銷松脂(二)等、并以麥𪌗(三)捖之、勿□手、令大如酸棗。□〔之〕各一垸。日益一垸、至十日。日後日捐(四)一垸、至十日。日□□□□□□益損□□□□□□、令人壽不老。

……、雲母を冶し、松脂を銷《と》かして等しくし、并《あ》わするに麥𪌗《ばくてき》を以て之を捖（丸）め、手を…する勿く、大きさ酸棗の如からしむ。〔之を〕…すること各おの一垸（丸）。日に一垸（丸）を益し、十日に至る。日後は日に一垸（丸）を捐《へ》らし、十日に至る。日……益損……、人をして壽《いのちなが》く老いざらしむ。

【注釈】

（一）雲母――『政和本草』巻三・玉石部上品引く『神農本草經』、「雲母。味甘、平。主身皮死肌、中風寒熱如在車船上、除邪氣、安五藏、益子精、明目。久服、輕身、延年」。

（二）松脂――方四「加」の注（六）参照。

（三）麥麴――ふすまの混じった粗い麦粉。『説文解字』は麴に作り、「麴、麥覈屑也」。段玉裁注「尚未成末、麩與麪未分、是爲麴」。

（四）捐――ここでは、損益の損と同義で、減らすの意味に解する。『説文解字』、「捐、棄也」。

【口語訳】

……雲母をつき砕いて粉末にし、松脂《まつやに》を溶かして同量を用意し、ふすまの混じった粗い麦粉を合わせて丸め、手を…させずに、酸棗ほどの大きさにする。それを（服用するときは）それぞれ一丸を服用する。毎日一丸づつ増やして、十日間服用する。その後は、毎日一丸づつ減らして、十日間服用する。日……損益……、寿命を延ばし、老化を防ぐ。

二五、醪利中

本文　一

〔醪利中〕(一)。取桼(二)〔節〕之莖、少多等(三)、而□□□□□□□□□□□□□其清汁四斗半、□□□之間爲之若□□□□□□□□□□□□□□□□□以釀之(四)。取薫烏豙(五)八果、□取桼、節之(六)□□□□□□□□□□□□□□□□釀下、善封其嬰(七)口、令□□□□□□□□□□□□□□□□□□□□□□□□□之孰、而以平□□□□□□□□□□□□□□□□□□□□□□□□□□(八)。

〔醪《ろう》利中〕。桼（漆）、〔節〕の莖を取り、少多等しくし、而……其の清汁四斗半、……之間爲之若……以て之を釀《かも》す。薫《や》ける烏豙（喙）八果（顆）を取り、……桼（漆）、節の……を取り……釀下し、善く其の嬰《おう》（罌）口を封じ、令……之孰（熟）、而以平……。

【注釈】

（一）醪利中――醪は、にごり酒。『說文解字』、「醪、汁滓酒也」。段玉裁注「米部曰糟、酒滓也、許意此爲汁滓相將之酒」。『漢書』卷四九・袁盎伝、「乃悉以其裝齎買二石醇醪」。師古注「醇者不雜、言其醲也、醪汁滓合之酒也、音牢」。「利」は、養う、益すの意味に解する。『荀子』榮辱篇、「以治情則利、以爲名則榮」。楊倞注「利、益也」。『後漢書』羊續傳第二一、「候民病利、百姓歡服」。李賢注「損於人曰病、益於人曰利」。「中」は、体内の臓器の活動の原動力となる中気と解する。『黃帝内經素問』脈要精微論篇、「五藏者、中之守也、中盛藏滿、氣勝傷恐者、聲如從室中言、是中氣之濕也」。王冰注「中謂腹中、盛謂氣盛、藏謂肺藏、……夫腹中氣盛、肺藏充滿、氣勝息變、善傷於恐、言聲不發、如在室中者、皆腹中有濕氣乃爾也」。また、『黃帝内經靈樞』小鍼解篇、「言病

在中、氣不足、但用鍼盡大寫其諸陰之脉也」。したがって、ここの意味は、にごり酒を用いて体内の気を養い増益させる方、と解する。また、『雜療方』本文二四に「益内利中」の語が見える。

（二）桼――「桼」は「漆」。整理小組注は「漆」を「漆莖」と解する。「漆莖」は、「澤漆」の別名。『政和本草』巻一〇・草部下品之上引く『神農本草經』、「澤漆。味苦、微寒。主皮膚熱、大腹水氣、四肢面目浮腫、丈夫陰氣不足」。同じく引く『名醫別錄』、「利大小腸、明目、輕身。一名漆莖、大戟苗也」。

（三）少多等――分量の多い少ないをなくして等しく分ける事。『梁書』巻四一・劉遵傳、「同僚已陟、後進多升、而怡然清靜、不以少多爲念、確爾之志、亦何易得」。

（四）以釀之――「釀」とは、酒を醸造すること。『説文解字』、「釀、醞也、作酒曰釀、从酉襄聲」。また、『史記』巻七五・孟嘗君傳、「迺多釀酒、買肥牛、召諸取錢者、能與息者皆來、不能與息者亦來」。

（五）薫烏豙――「薫」は焼く。『毛詩』大雅・蕩・雲漢、「我心憚暑、憂心如薫」。毛傳「薫、灼也」。正義「薫灼俱焚炙之義、故爲灼也」。「豙」は「喙」。烏喙は、烏頭の別名。方一五「便近内」本文二の注（二）参照。

（六）桼、節――整理小組注は「漆」「節」を、それぞれ「漆莖」「地節」の簡称とする。地節は、女萎の別名。『政和本草』巻六・草部上品之上引く『神農本草經』、「女萎。味甘、平。主中風暴熱不能動搖、跌筋結肉、諸不足。久服、去面黒皯、好顔色、潤澤、輕身、不老」。同じく引く『名醫別錄』、「一名地節」。本方の本文三の注（一）参照。

（七）甖口――「甖」は「罌」、酒を盛るかめの事。『説文解字』、「罌、缶也」。段注「罌、缶器之大者」。『漢書』巻三四・韓信傳、「信乃益爲疑兵、陳船欲度臨晉、而伏兵從夏陽以木罌缶度軍、襲安邑」。服虔注「以木柙縛罌缶以度也」。韋昭注「以木爲器、如罌缶也」。顔師古注「服説是也。罌缶謂瓶之大腹小口者也、音一政反」。『漢書』巻七六・趙廣漢傳、「直突入其門、廋索私屠酤、椎破盧罌、斧斬其門關而去」。顔師古注「廋讀與搜同、謂入室求之也。盧所以居罌、罌所以盛酒也。……罌音、於耕反」。

（八）整理小組注「帛書では、本行以下が欠損しており、行数は不明である」。

【口語訳】

濁り酒で体内の気を増益する方。沢漆と女萎の茎を取り、同量にして、……その清汁四斗半、……之間為之若……して醸造する。焙った烏頭を八個用意し、…沢漆と女萎の…を用意して、……醸造したら汁を絞り、かめに入れてその口をしっかりと密封し、令……之熟、而以平……

本文　二

〔一曰〕、□九斗、先□□□□□□□□□□□□□□□□□□□□□□□□□者二升其中十日、治□□□□□□□□□從器出□□□□□□□□中、服之百日、令腸中毋病。

〔一に曰わく〕、…九斗、先……者二升其中十日、治……從器出……中、之を服すること百日にして、腸中をして病毋〔無〕からしむ。

【口語訳】

一方。…九斗、（中略）、それを百日間服用すれば、腸の病はなくなる。

本文　三

〔一曰〕、爲醪、細斬桼、節[一]各一斗、以水五□□□□浚[二]。以汁煮茈〔威〕[三]□□□□□□、有浚。麴[四]、麥麴各一斗、□□□、卒其時[五]、卽浚。□□□□桼稻□□□各一斗、幷□、以麴汁脩[六]之、如恆飯。取〔烏〕[七]冢三果、乾薑[八]五、焦□□、凡三物、甫□□投之[九]。先置□罌中、卽釀桼其上[一〇]、□汁均沃之[一一]、有以美酒十斗沃之、勿撓、□□□涂之。十一□孰矣、卽發、勿醴[一二]、稍□□清汁盡、有以□□酒沃、如此三而□□。以餔食飮一音[一三]。已飮、身體養者、靡之。服之百日、令目〔明耳〕葱、末皆强[一四]、□□病及偏枯[一五]。

〔一に曰わく〕、醪《ろう》を爲《つく》るに、桼（漆）、節各おの一斗を細かく斬《き》り、水五…を以て……浚《さら》う。汁を以て茈〔威〕を煮て……、有（又）た浚う。鞠《きく》（麴）、麥鞠（麴）各おの一斗、……、其の時を卒《つ》くせば、卽ち浚う。……黍稻……各おの一斗、…を幷《あ》わせ、鞠（麴）汁を以て之を脩《あら》うこと、恆の飯の如くす。〔烏〕家（喙）三果（顆）、乾畺（薑）五、焦……を取り、凡《すべ》て三物、甫して……之を投《あ》わす。先に…を嬰《おう》（罌）中に置き、釀黍を其の上に卽《つ》け、汁〔を〕…均しく之に沃《そそ》ぎ、有（又）た美《うま》き酒十斗を以て之に沃ぎ、撓《ま》ぜること勿く、……之に涂（塗）る。十一…にして孰（熟）すれば、卽ち發《ひら》き、釃《した》むこと勿く、稍《ようや》く……清汁盡くれば、有（又）た……酒を以て沃ぎ、此の如く三たびして……。餔食を以て一音（杯）を飲む。已に飲みて、身體（體）養《かゆ》（癢）き者は、之を靡《こす》（摩）る。之を服すること百日にして、目をして〔明らかに耳を〕して葱（聰）く、末をして皆强からしめ、…病及び偏枯を…。

【注釈】

（一）桼、節――前文にも見える。整理小組注は「澤漆」と「地節」の簡称と解している。『三國志』巻二九『魏書』方技傳、「阿從佗求可服食益於人者、佗授以漆葉青黏散。漆葉屑一升、青黏屑十四兩、以是爲率、言久服去三蟲、利五藏、輕體、使人頭不白」。注引く『佗別傳』、「青黏者、一名地節、一名黄芝、主理五藏、益精氣」。

（二）浚――「浚」は、水中からさらう・濾しだす・掬《すく》いだすの意。『説文解字』、「浚、抒《くむ》也」。段玉裁注「抒者挹也、取諸水中也」。『雜療方』本文三八にも「孰浚、飲」と見える。

（三）茈威――本草は紫葳に作る。方一〇「勺」本文二の注（三）参照。

（四）鞠――「麴」はこうじ。『説文解字』、「鞠、酒母也」。『政和本草』巻二五・米穀部中品、「麴、味甘大暖、療臟腑中風氣……破癥結及補虛、去冷氣、除腸胃中塞、不下食、令人有顏色」。

（五）卒其時――晬《さい》時、すなわち一昼夜と解する。方一六「□巿」の本文四の注（三）参照。

（六）脩――整理小組注は「脩」を「滫」とするが、ここでは「滌《でき》（あらう）」と解する。『周禮』春官・司尊彝、「凡酒脩酌」。鄭玄注引く鄭司農注「脩酌者、以水洗勺而酌也」。鄭玄注「脩讀如滌濯之滌」。なお、滫は、しろ水（米のとぎ汁）の古いもの。『説文解字』、「滫、久泔也」。

（七）烏彖——「彖」は「喙」。烏喙は、烏頭の別名。方一五「便近内」本文二の注（二）参照。

（八）乾畺——方一〇「勺」本文二の注（一）参照。

（九）甫□□投之——「甫」は、「㕮」の仮借か。㕮は、『雜療方』本文三に「父（㕮）且（咀）」と見えるように、細かくつき砕くの意。投は、ここでは、合わせるの意と解する。『楚辭』大招、「二八接舞、投詩賦只」。王逸注「投、合也」。

（一〇）卽釀黍其上——「釀黍」を一語と考えて、発酵した黍と解する。

（一一）□汁均沃之——「沃」は上から下へ水を注ぐこと。『說文解字』、「芺、灌漑也」。段注「自上澆下曰沃」。

（一二）釃——釃は濾過すること。方一六「☐巾」本文三に見える「莤」と同義。同所の注（九）参照。

（一三）餔食——申時（午後三時から五時）の夕食の意味であるが、ここでは、その時刻、すなわち申時を指す。方一五「便近内」本文一の注（一一）参照。

（一四）末——四肢を指す。方二四「益壽」本文二の注（九）参照。

（一五）偏枯——半身不隨。『黃帝内經素問』生氣通天論篇、「汗出偏沮、使人偏枯」。王冰注「夫人之身、常偏汗出而濕潤者、久久偏枯、半身不隨」。『莊子』盜跖篇、「堯不慈、舜不孝、禹偏枯、湯放其主」。成玄英疏「治水勤勞、風櫛雨沐、致偏枯之疾、半身不遂也」。

【口語訳】

一方。濁り酒を造る方法。沢漆と女萎それぞれ一斗を細かく切り、水五（斗）を……（薬物を）さらい取る。その薬汁で紫葳を煮て……また（薬物を）さらい取る。…麹と麦麹それぞれ一斗、……、一昼夜たったら、さらい取る。……黍と稲……それぞれ一斗、合わせて…、普通の飯を洗うときと同じように、麹汁でそれを洗う。烏頭を三個、乾薑を五株、焦…を…用意し、その三物をつき砕いて……混ぜ合わせる。先に…をかめの中に置き、その上に発酵した黍を置き、薬汁を均等に注ぎ入れ、さらに上質の酒十斗を注ぎ入れ、かき混ぜないで、……（かめの口を）塗り込め（て密封す）る。十一…たって十分に発酵したら、（かめの口を）開けるが、汁は濾過せず、しだいに……澄んだ汁がなくなったら、また……酒を注ぎ入れる。この行程を三回繰り返して……。（薬酒を服用するときは）午後三時から五時の時間に一杯を飲む。飲

んで、身体が痒くなったら、按摩するとよい。百日間服用すれば、目がよく見え、耳がよく聞こえ、手足が強健になり、

……病と半身不随が（治癒する）。

二六、治

本文　一

〔治〕[一]。取蠃[二]四斗、以潪瀐[三]漬二日、去蠃、以其汁漬□肉動[四]者、□犬脯[五]□□、復漬汁、□□。食脯[六]一寸勝一人、十寸勝十人。

〔治〕。蠃《ら》四斗を取り、潪（酢）瀐《たい》（酨）を以て漬《ひた》すこと二日、蠃を去り、其の汁を以て…肉の動《う》（撞）てる者を漬し、…犬脯…、復た汁に漬し、……。脯を食らうこと一寸なれば一人に勝《た》え、十寸なれば十人に勝う。

【注釈】

（一）治——整理小組注「この標題は、前出の方七の標題と重複しており、方の内容も似ている」。

（二）蠃——蝸牛と解する。方一〇「勺」本文一の注（二）参照。

（三）潪瀐——「潪」は「酢」、「瀐」は「酨」。酨は、漿と同物。『説文解字』、「酨、酢漿也」。酢漿は、こんず。『漢書』巻二四下・食貨志四下、「以其七入官、其三及醋酨灰炭、給工器薪樵之費」。顔師古注「酨、酢漿也、音才代反」。方一「老不起」本文二の注（二）参照。

（四）動——「動」は「撞」。「撞」は、撃つ。『禮記』學記、「善待問者如撞鐘」。鄭玄注「撞、撃也」。ここでは、椎打つことを指す。方一八「除中益氣」本文一七に、脯脩《ほしじ》のあつかいについて「以椎薄段之」と椎でたたくと言う。『説文解字』、「椎、所以撃也」。段玉裁注「所以二字、今補。器曰椎、用之亦曰椎」。

（五）犬脯——「脯」は薄く裂いて香辛料をつけない干し肉の事。『説文解字』、「脯、乾肉也」。『周禮』天官「腊人」、「掌乾肉、凡田獸之脯腊膴胖之事」。鄭注「大物解肆乾之、謂之乾肉、……薄折曰脯、棰之而施薑桂曰鍛脩、腊、小物全乾」。同じく天官「内饔」、「凡掌共羞脩刑膴胖骨鱐」。鄭玄注「脩、鍛脯也」。正義「云脩鍛脯也者、謂加薑桂、鍛治之。若不加薑桂、不鍛治者、直謂之脯」。

（六）食脯一寸勝一人、十寸勝十人――勝は、任《た》えるの意味。『說文解字』、「勝、任也」。「御女」の「御する」と同義である。この句は、食脯の壮陽効果を述べる。

【口語訳】

強壮方。蝸牛四斗を用意し、酢漿《こんず》に二日間ひたしてから、蝸牛を取り去り、その汁に槌でたたいた（犬）肉をひたし、……犬肉の干し肉……、再び汁にひたし、……。干し肉を一寸食べれば、一人を御することができ、十寸食べると、十人を御することができる。

二七、折角

本文 一

〔折角〕(一)。燔螟(二)、冶。裹其灰以□牛、可以翕□(三)折角。益力。

〔折角〕。螟を燔《や》き、冶す。其の灰を裹《つつ》みて以て牛に…すれば、以て翕…として角を折るべし。力を益す。

【注釈】

（一）折角——整理小組注が指摘するように、本方で言っているものは、一種の強壮剤のことであろう。「折角」が怪力を示す例としては、時代は下るが『新唐書』巻一九三・忠義傳上・辛讜傳に「方（辛）讜之少、耕于野、有牛鬬、衆畏奔踐。讜直前、兩持其角、牛不能動、久而引觸、竟折其角。里人駭異、屠牛以飯讜。然讜癯短、才及中人。後貴、力亦少衰云」とある。

（二）螟——虫類の薬物であろうが、何を指しているのかは不明。

（三）翕□——翕の下の一字が不明であるが、整理小組注が指摘するように、古書に常見する「翕如《きゅうじょ》」「翕赫《きゅうかく》」「翕赩《きゅうきょく》」などで、盛んなさまを形容するのであろう。『論語』八佾、「樂其可知也、始作翕如也」。集解「翕如、盛」。正義「翕、盛貌。如、皆語辭」。『文選』巻七・甘泉賦、「翕赫曶霍」。李善注「翕赫、盛貌」。『文選』巻一八・琴賦、「瑤瑾翕赩」。李善注「翕赩、盛貌」。

【口語訳】

折角方。螟を焼いて、つき砕いて粉末にする。その灰を包んで牛に…すれば、（闘争心が）盛んになって（相手の牛の）角を折ることができる。力を強くする。

二八、走

本文　一

〔走〕(一)。非廉(二)、方葵(三)、石韋(四)、桔梗(五)、茈威(六)各一小束(七)、烏家(八)三果、□□□□□□□□大□□□筈(九)五寸、白膉蛇(一〇)若蒼梗蛇長三四寸、若□□□□□□□□、各蠱(一一)、幷以□若棗脂完、大如羊矢(一二)。五十里一食。陰囷出雒(一三)□□□□□□□。●七百(一四)。

〔走〕。非廉《ひれん》、方葵、石韋、桔梗、茈威《しい》各おの一小束、烏家（喙）三果（顆）、……大……筈《ほう》五寸、白膉《とうだ》蛇若しくは蒼梗蛇の長さ三四寸なるもの、若……、各おの蠱（冶）し、幷《あ》わするに…若しくは棗脂を以て完（丸）め、大きさ羊矢の如くす。五十里に一たび食らう。陰囷（菌）は雒より出で……。●七百。

【注釈】

（一）走――整理小組注「走は、歩行（する）。本条は、旅行時に脚力を強化するための薬方である」。

（二）非廉――本草は「蜚蠊《ひれん》」に作る。『政和本草』巻二二・蟲魚部中品引く『神農本草經』、「蜚蠊。味鹹、寒。主血瘀、癥堅、寒熱、破積聚、喉咽閉、内寒、無子」。同じく引く『名醫別錄』、「通利血脈、生晉陽川澤、及人家屋閒、立秋採」。

（三）方葵――本草は防葵《ぼうき》に作る。『政和本草』巻六・草部上品之上引く『神農本草經』、「防葵。味辛、寒。主疝瘕、腸洩、膀胱熱結、溺不下、欬逆、溫瘧、癲癇、驚邪狂走。久服、堅骨髓、益氣、輕身」。

（四）石韋――『政和本草』巻八・草部中品之上引く『神農本草經』、「石韋。味苦、平。主勞熱邪氣、五癃閉不通、利小便水道」。「石韋」は『却穀食氣』にも「去穀者食石韋。朔日食質、日駕一節、旬五而〔止〕」と見えている。『却穀食氣』篇の注（一）も参照。

（五）桔梗――方二四「益壽」本文二の注（八）参照。

（六）茈威——本草は紫葳《しい》に作る。方一〇「勺」本文二の注（三）参照。

（七）束——『政和本草』巻一引く『本草經集注』序例、「凡方云……云某草一束者、以重三兩爲正」。

（八）烏冢——烏頭の別名。方一五「便近内」本文二の注（二）参照。

（九）箁——箁《ほう》は、竹の皮。方一一「谥甘」本文三の注（二）参照。

（一〇）白螣蛇、蒼梗蛇——『爾雅』釋魚、「螣、螣蛇」。郭璞注「龍類也。能興雲霧而遊其中」。『説文解字』、「螣、神它也」。『荀子』勸學、「螣蛇無足而飛、梧鼠五枝而窮」。整理小組注「白螣蛇、蒼梗蛇の二名は古医書には見えない」。『淮南子』主術訓、「夫螣蛇游霧而動（騰）、應龍乘雲而擧」。いずれも蛇類の一種であろうが、今不明。

（一一）蠱——「蠱」は「冶」に通ずる。『後漢書』馬融傳・第五十上、「田開古蠱」。李賢注「音冶」、また「蠱與冶通」。

（一二）羊矢——「矢」は、屎《し》（糞）の假借。『左傳』文公十八年、「弗聽、乃入、殺而埋之馬矢之中」。『莊子』人間世、「夫愛馬者、以筐盛矢、以蜄盛溺」。『經典釋文』巻二六・莊子音義、「盛矢。……矢或作屎、同」。『史記』巻八一・廉頗列傳、「廉將軍雖老、尚善飯、然與臣坐、頃之、三遺矢矣」。索隱「謂數起便也。矢、一作屎」。また、『雜療方』本文四四にも「一曰、取丘引之矢、烝、以熨之」と言う。

（一三）陰囷出雒——整理小組注は「囷」を「菌」と解する。陰菌がいかなる薬物かは不明。「雒」は「洛」に通ずる。地名。『漢書』地理志・第八上、「河南郡、……縣二十二、……雒陽」。顏師古注「魚拳云、漢火行忌水、故去洛水而加隹。如魚氏説、則光武以後、改爲雒字也」。

（一四）七百——おそらく方薬の効果を示すもので、方に従って服薬すれば七百里を歩くことができる、ということであろう。

【口語訳】

健脚方。蜚蠊《ひれん》、防葵《ぼうき》、石韋《せきい》、桔梗、紫葳《しい》をそれぞれ小束一つ、烏頭《うず》を三個、……大……の皮を五寸、長さ三、四寸の白《はく》螣蛇《とうだ》あるいは蒼梗蛇《そうきょうだ》を一匹、若……、それぞれつき砕いて粉末にし、…あるいは棗の脂で混ぜ合わせて丸め、羊の糞ほどの大きさにする。五十里歩いたら一丸を食べる。陰菌は洛水地方に産出する……。七百（里を歩くことができる）。

本文　二

〔一曰〕、烏豙五、龍慨三（一）、石韋、方風（二）、伏兔各（三）□、陰乾、□□□□□□□□去其䊷（四）□□蠱五物、入酒中一日一夜、浚去其財、以汁漬餿（五）飯、如食〔頃〕（六）、□□乾、乾有復□□乾、索（七）汁而成。

〔一に曰わく〕、烏豙（喙）五、龍慨三、石韋、方（防）風、伏（茯）兔（菟）各おの…、陰乾し、……其の䊷を去り……五物を蠱（冶）し、酒中に入ること一日一夜、浚いて其の財（滓）を去り、汁を以て餿《しゅう》（滫）飯を漬《ひた》すこと、食〔頃〕の如くし、……乾かし、乾けば有（又）た復た……乾かし、汁を索《つ》くして成る。

【注釈】

（一）龍慨――整理小組注は「龍葵《りゅうき》」と解する。『政和本草』巻二七・菜部上品引く『新修本草』、「龍葵。味苦、寒、無毒。食之、解勞少睡、去虚熱腫」。

（二）方風――方一八「除中益氣」本文四の注（一）参照。

（三）伏兔――「伏」は「茯」、「兔」は「菟」。茯菟は、茯苓の別名。方五「筭」本文二の注（一）参照。

（四）䊷――字義不明。

（五）餿――「餿」は「滫」。滫《しゅう》は、しろ水（米のとぎ汁）の古いもの。『說文解字』、「滫、久泔《しろみず》也」。

（六）食頃――「食頃」は、食事をする位の短い時間。『史記』巻七五・孟嘗君列傳、「孟嘗君至關、關法鶏鳴而出客、……出如食頃、秦追果至關、已後孟嘗君出、乃還」。なお、『雜療方』本文一三にも「約。取蕃石、桃毛〔各〕一、巴叔二、〔三〕物皆治、……入□□□□如孰食頃」と見える。

（七）索――「索」は、尽きる・尽くす。『廣雅』釋詁一、「索、盡也」。『尚書』牧誓、「牝鶏之晨、惟家之索」。傳「索、盡也」。

【口語訳】

一方。烏頭《うず》を五、龍葵《りゅうき》を三、石韋《せきい》と防風と茯苓《ぶくりょう》をそれぞれ…の分量に取り、陰干しして、……その耛を取り去り……、以上の五種類の薬物をつき砕いて粉末にし、一昼夜の間酒の中に入れ、その滓をすくい取り、その薬汁にといだ米をひたし、食事をする間ほどの時間がたったら、……乾かし、乾いたら再び……乾かし、汁がなくなったら薬ができあがる。

本文　三

〔一曰〕、烏豙二、北南陳陽□骨(一)一、蠱、幷以細新白布裹三。●馬膏(二)□□□□棲肥雞□□□□、復鬻瓦茝(三)長如中指、置□□□□汁、出茝、以嚢盛、□□□□日棄貍□□財。節行、漬、拼(四)東行水(五)一桮、置□□□□□□□□□□□□二以出□□□見日飲之。

〔一に曰わく〕、烏豙（喙）二、北南陳陽…骨一、蠱（冶）し、幷わせて細く新しき白布を以て三を裹《つつ》む。●馬膏……棲む肥ゆる雞……、復た瓦茝の長さ中指の如きを鬻《に》（煮）て、置……汁、茝を出し、嚢を以て盛り、……日棄貍（埋）……財（滓）。節（卽）ち行くに、漬《ひた》し、東行水一桮（杯）を拼し、置……二以て出し……日を見れば之を飲む。

【注釈】

（一）北南陳陽□骨——薬名と推測できるが、不明。

（二）馬膏——「膏」はあぶら・油脂、溶けているものを言う。『禮記』内則、「脂膏以膏之」。正義「脂膏以膏之者、凝者爲脂、釋者爲膏、以膏沃之、使之香美」。

（三）瓦茝——整理小組注は「茝」を「苔」と解する。瓦苔は、本草にいう屋遊の別名。『政和本草』巻一一・草部下品之下引く『名醫別錄』、「屋遊。味甘、寒。主浮熱在皮膚、往来寒熱、利小腸膀胱氣。生屋上陰處」。同じく引く『本草經集注』、「此瓦屋上青苔衣、剝取、煮服之」。

（四）扦——字義不明。
（五）東行水——本草にいう東流水と解する。『政和本草』巻五・玉石部下品引く『本草拾遺』、「千里水及東流水。味平、無毒。主病後虚弱」。『本草拾遺』巻三・玉石部上品・雲母引く陶弘景注「百草上露、乃勝東流水、亦用五月茅屋溜水」。

【口語訳】

一方。烏頭《うず》を二個、北南陳陽…骨を一個、つき砕いて粉末にし、合わせて新しい細い白布でそれを包む。馬の膏《あぶら》……に棲む肥えた鶏……、さらに長さが中指ほどの屋遊を煮て、置……汁、屋遊を取り出し、袋に入れ、……日棄埋……滓。旅行するときは、ひたしておいて、東流水一杯を扦し、置……二以出……日の出を見たらそれを飲む。

本文　四

〔一曰〕、□□犬三卒⧄烏冢一半、冶之、⧄爲⧄

〔一に曰わく〕、……犬三卒……烏冢（喙）一半、之を冶し、……爲……

【口語訳】

一方。……犬三卒……烏頭を一個半、つき砕いて粉末にし、……為……

本文　五

〔一曰〕、走者、取女□□□□□□□□□□□□□□□□□□□□服一斗、取⧄

〔一に曰わく〕、走《ゆ》く者は、女…を取り……一斗を服し、……を取り……

【口語訳】

一方。旅行者は、(以下、訳文省略)

本文　六

〔一曰〕、□□有□□□□□□□□□□□□□□□□晦(一)漬、晝乾之、盡□□□行百里。

〔一に曰わく〕、……有……晦《よる》に漬《ひた》し、晝に之を乾かし、盡……行くこと百里。

【注釈】

(一) 晦——晦は、夜の意味。『春秋左傳』昭公元年、「晦淫惑疾」。杜預注「晦、夜也」。

【口語訳】

一方。……有……夜にひたしておき、昼間は乾かし、尽……百里を歩くことができる。

本文　七

〔一曰〕、行宿(一)、自謼(二)。大山之陽(三)、天□□□、□□先□、城郭不完、〔閉〕以金關。卽禹步(四)三。曰(五)以產荊(六)長二寸周晝中(七)。

〔一に曰わく〕、行きて宿るに、自ら謼《さけ》（呼）ぶ。大山の陽《みなみ》、天……、……先…、城郭完《まった》からず、〔閉ざす〕に金關を以てす、と。卽ち禹歩《うほ》すること三たび。曰《ここ》に産《なま》の荊《いばら》の長さ二寸なるを以て周《まる》く中に畫《えが》〈畫〉く。

【注釈】

（一）宿――宿は宿泊の意。『說文解字』、「宿、止也」。段注「凡止曰宿、夜止其一端也」。

（二）謼――「謼」は「呼」と同じ。『說文解字』、「謼、評也」。段注「此與口部嘑異義而通用」。『漢書』巻五一・賈山傳、「一夫大謼、天下嚮應者、陳勝是也」。顏師古注「謼字與呼同、謼叫也、音火故反、嚮讀曰響」。

（三）大山之陽――後の周書中注（七）にも引く『抱朴子』登涉篇の「暮宿山中法」の呪文に「祝曰、恆山之陰、太山之陽、盜賊不起、虎狼不行、城郭不完、閉以金關」とよく似た例が見える。

（四）禹歩――「禹歩」とは、道教における呪術的な歩き方のこと。『抱朴子』内篇・仙藥篇、「禹歩法、前擧左、右過左、左就右。次擧右、左過右、右就左。次擧右、右過左、左就右。如此三歩、當滿二丈一尺、後有九跡」。『抱朴子』・登涉篇、「又禹歩法、正立、右足在前、左足在後、次復前右足、以左足從右足併、是一歩也。次復前右足、次前左足、以右足從左足併、是二歩也。次復前右足、以左足從右足併、是三歩也。如此、禹歩之道畢矣。凡作天下百術、皆宜知禹歩、不獨此事也」。『五十二病方』一三・蚖にも「湮汲一杯入奚蠡中、左承之、北向、向人禹歩三、問其名」と「禹歩」の語が見える。また、睡虎地秦墓竹簡「日書」では、禹は旅行の安全を司る行神とされ、治水工事で病みつかれた禹の歩き方を模倣することによって、禹に旅行中の加護を祈願したと考えられる。

（五）曰――曰は、発語の助字。『爾雅』釋詁上、「粵于爰、曰也」。邢昺疏「釋曰、皆謂語辭發端、轉互相訓也」。『尙書』堯典「曰若稽古帝堯」蔡傳、「曰粵越通、古文作粵、曰若者發語辭。周書越若來三月、亦此例也」。

（六）產荊――「產」は、「生」に通じる。『說文解字』「產、生也」。產荊は、ここでは、生《なま》の荊《いばら》を指す。

（七）周畫中――類似の語として「五畫地」の用例が、『五十二病方』諸傷「傷者血出、祝曰、男子竭、女子截、五畫地□之」、睡虎地秦墓竹簡「日書」甲種「行到邦門困、禹歩三、勉壹歩、謼皋、敢告曰、……卽五畫地、掓其畫中央土而懷之」などに見える。また、後世の例であるが、『抱朴子』登涉篇に「若暮宿山中者、……又法、以左手持刀閉炁、畫地作方。祝曰、恆山之陰、太山之陽、盜賊不起、虎狼不行、城郭不完、閉以金關。因以刀横旬日中白虎上、亦無所畏也」と「畫地作方」の語も見えている。「五畫地」の意味は、地面に「五芒星」（☆）を画く、或は「四縱五横」の図形を画くとの説もあるようだが、『儀禮』大射に「若丹若墨、度尺而午、射正莅之」。鄭玄注「一從一横曰午、謂畫物也」とある。この鄭注から考えて、「五畫地」とは「午畫地」の意味で、地面に十字（×）を書く事を言うと考えられるようである。從って「周畫中」の意味する所は、一個の圓形を中（室内）に「畫《えが》く」事を言うのであろう。「中」は、内。『說文解字』、「中、内也」。

【口語訳】

一方。旅先で宿泊するときは、自ら大声で呪文を唱える。「大山の南、天……、……先……、城郭は完全ではないので、金関で閉ざす」。そこで禹歩を三回行う。さらに長さ二寸の生《なま》の荊《いばら》で室内に円を画く。

本文　八

〔一曰〕、東鄉謼。敢告東君明星、（一）□來敢到畫所者、席彼裂瓦、（二）何人。有卽周〔畫〕中。（三）

〔一に曰わく〕、東に鄉《む》（嚮）かいて謼《さけ》（呼）ぶ。敢えて東君明星に告げん、…來りて敢えて畫《えが》く所に到る者は、彼の裂瓦に席《よ》らん、何人ぞ、と。有（又）た卽ち周《まる》く中に〔畫〕く。

【注釈】

（一）東君明星――「東君」は仙人の東王公の事を指すか。『樂府詩集』巻二八・曹操・陌上桑、「濟天漢、至崑崙、見西王母、謁東君」。

（二）席彼裂瓦――席は、ここでは「因る」と解する。『漢書』巻四五・蒯通傳、「楚人起彭城、……乘利席勝、威震天下」。顏師古注「席、因也。若人之在席上」。句意は「瓦の破片で攻撃する」と解する。『淮南子』覽冥訓、「往古之時、四極廢、九州裂」。高誘注「裂、分也」。
あるいは「席巻され裂き砕かれる」と解する事もできる。

（三）周中――前文に見える「周畫中」の「畫」が欠落したと考える。

【口語訳】

一方。東に向かって大声で呪文を唱える。「あえて東君明星に告げる、…来て画いてある中に入ろうとする者は、彼の瓦の破片で攻撃するぞ、何者だ」。またすぐに室内に円を画く。

本文　九

〔一〕曰、走疾欲善先者、取女子未嘗男子者〔布〕(一)、縣枲(二)、懷之、見旋風(三)以投之。風止、即□□帶之。

〔一に〕曰わく、走《ゆ》くこと疾《はや》く善く先んぜんと欲する者は、女子の未だ男子を嘗《な》めざる者の〔布を〕取り、枲《し》を縣《か》け、之を懷《いだ》き、旋風を見れば以て之に投ず。風止めば、即ち……之を帶ぶ。

【注釈】

(一) 女子未嘗男子者布——處女の月経衣を指すと解する。『千金要方』巻二〇・霍亂第六、「治霍亂醫所不治方。童女月經衣、合血、燒末、酒服方寸匕。秘之。百方不差者用之」。「嘗」は、なめる・味わう。『説文解字』、「嘗、口味之也」。

(二) 枲——『説文解字』、「枲《し》、麻也」。

(三) 旋風——「旋風」はつむじかぜ。『後漢書』王忳傳第七十一、「乃曰、被隨旋風、與馬俱亡、卿何陰德而致此二物」。

【口語訳】

一方。速く歩き、人より先に行こうと思う者は、処女の月経衣を取り、それに麻ひもをつないで、懐に入れ、つむじ風に出会ったらそれに投げつける。風が止んだら、……それを腰に下げる。

二九、疾行

本文 一

疾行。取牛車枲纍帶之(一)。欲疾、一約之(二)(三)。

疾行。牛車の枲《し》纍《きょく》(輂)を取りて之を帯ぶ。疾《はや》からんと欲すれば、一《すなわ》ち之を約《むす》ぶ。

【注釈】

(一)牛車枲纍――「纍」は「輂」。整理小組注「ここでは、牛車のながえに巻きつけられている麻縄を指す」。『說文解字』、「枲《し》、麻也」「輂《きょく》、直轅車轒也」。轒《さん》は、車のながえしばり。

(二)一――『呂氏春秋』知士篇、「靜郭君之於寡人一至此乎」。高誘注「一猶乃也」。

(三)約――『說文解字』、「約、纏束《まといしばる》也」。段注、「束者縛也。引伸爲儉約」。『毛詩』小雅・斯干、「約之閣閣、椓之橐橐」。毛傳「約、束也」。

【口語訳】

速歩方。牛車のながえに巻きつけられている麻縄を取り腰に下げる。速く歩こうと思ったら、それを(腰に)巻いてしばる。

本文 二

〔一曰〕、行欲毋足痛者、南鄉禹歩三、曰、何水不截(一)、何道不枯(二)、氣我□□。末(三)即取突墨(四)□□□□内履(五)中。

〔一に曰わく〕、行くに足痛むこと毋からんと欲する者は、南に鄉《む》(嚮)かいて禹歩すること三たび、曰わく、何《いず》れの水か截《たい》ならず、何れの道か枯《むな》しからざる、氣我……、と。末《お》われば卽ち突墨を取り……履《くつ》の中に内《い》（納）る。

【注釈】

（一）截――截は、酢あるいは酸味飲料。『說文解字』、「截、酢漿也」。方一「老不起」本文二の注（二）参照。

（二）枯――ここでは、空しい・空虛の意に解する。『太玄經』巻一・差、「上九、過其枯城、或蘖青青」。范望注「枯、虛也。枯城謂故都也」。

（三）末――『逸周書』皇門解、「萬子孫用末被先王之靈光」。孔晁注「末、終」。『尙書』立政、「自一話一言、我則末惟成德之彥、以乂我受民」。正義「末訓爲終、彥訓爲美」。

（四）突墨――整理小組注「突墨は、かまどの煙突のすす」。『本草綱目』巻七・土、「百草霜。釋名、竈突墨、竈額墨。氣味、辛溫無毒、主治消化積滯、入下食藥中用」。發明「時珍曰、百草霜、釜底墨」。

（五）履――『說文解字』、「履、足所依也」。

【口語訳】

一方。歩行して足が痛くならないようにと願う者は、南に向かって禹歩を三回行い、呪文を唱える。「どの水が酸っぱくないだろうか、どの道が空っぽでないだろうか、気我……」。唱え終わったら、竈の煙突の煤を取り、……くつの中に入れる。

三〇、▨[一]

本文 一

▨、□□□天下□□□□□□□□□□宗、有氣則產、無氣則死、[二]是□□□□□□□。怒而不大者、據不至〔也。大而不堅者〕、筋不〔至也〕。堅而不熱者、氣不至也。據不至〔而用〕則腄、筋不至而用則避、氣不至而用則隋[三]。是以聖人必□□之。湯庤[四]於搖臺[五]、陳□□於南宮[六]、問□□男女之齊[七]至相當、毋傷於身者若可。合曰、嗌產者食也、損產〔者色[八]〕也。是以聖人必有法廁。

……、……天下……宗、氣有れば則ち產（生）じ、氣無ければ則ち死す、是れ……。怒するも大ならざる者は、據（膚）至らざれば〔なり。大なるも堅からざる者は〕、筋〔至ら〕ざれば〔なり〕。堅きも熱からざる者は、氣至らざればなり。據（膚）至らず〔して用うれば〕則ち腄（垂）れ、筋至らずして用うれば則ち避け、氣至らずして用うれば則ち隋《おとろ》（惰）う。是を以て聖人は必ず之を……す。湯は搖（瑤）臺に庤（游）び、陳…は南宮に…して、問う…男女の齊至りて相當《あいあ》たりて、身を傷《やぶ》ること毋き者は若可（何）、と。合（答）えて曰わく、產（生）を嗌す者は食なり、產（生）を損なう〔者は色〕なり。是を以て聖人に必ず法廁（則）有り。

【注釈】

（一）本方の標題は、原文、目録ともに失われているが、内容は帛書『天下至道談』及び『合陰陽』と共通するところが多く、房中に関するものである。

（二）有氣則產、無氣則死――気が万物の生成の根本であることを言う。『莊子』知北遊篇に「人之生、氣之聚也、聚則爲生、散則爲死」

等とあるのを参照。「産」は「生」に通じる。『説文解字』、「産、生也」。

（三）怒而不大者……氣不至而用則隋——「怒」は勢いの盛ん・たけりたつの意。『莊子』外物篇、「春雨日時、草木怒生」。『呂氏春秋』情欲篇、「百病怒起、亂難時至」。なお、帛書『天下至道談』には、「怒而不大者、肌不至也。大而不堅者、筋不至也。堅而不熱者、氣不至也。肌不至而用則痿、氣不至而用則避、三者皆至、此謂三詣（至）」と、ほぼ同文が見える。また、別の所にも「怒而不大者、膚不至也。大而不堅者、筋不至也。堅而不熱者、氣不至也、三至乃入」と一部同文が見えている。『醫心方』巻二八・四至第一〇では『玄女經』を引いて、ほぼ同じ内容を述べるが、そこでは三至より一つ多い四至となっている。「黄帝曰、何謂四至。玄女曰、玉莖不怒、和氣不至。怒而不大、肌氣不至。大而不堅、骨氣不至。堅而不熱、神氣不至。故怒者精之明。大者精之開。堅者精之戸。熱者精之門。四氣至而節之以道、開機不妄、開精不洩矣」。また、「隋」は「惰」で、衰える意であろう。『墨子』脩身、「本不固者、末必幾、雄而不脩者、其後必惰」。

（四）湯——殷王朝の開祖、成湯を指す。

（五）搖臺——「搖」は「瑤」。夏の桀王、殷の紂王が作ったとされる玉のうてな。『淮南子』本經訓、「晩世之時、帝有桀紂、爲琁室瑤臺、象廊玉牀」。高誘注「琁・瑤、石之似玉、以飾室臺也」。

（六）陳□□於南宮——「湯游於瑤臺」と対句をなしているので、「陳□」は人名と推測できる。南宮はこの場合、南方の宮殿の意であろう。なお、上清派道教では、南宮は肉体を神仙へと煉化させる場所として考えられていた。『眞誥』稽神樞第三、「或子弟善行。庸播祖禰。或諷明洞玄。化流昆祖」。陶弘景注「洞玄卽大洞玄經。讀之萬徧。七祖已下。竝得鍊質南宮。受化胎仙。非今世所稱洞玄靈寶經也」。

（七）齊——齊和の意味に解する。ここでは男女の和合を指す。『禮記』少儀、「凡齊、執之以右、居之以左」。鄭玄注「齊、謂食羹醬飲有齊和者也」。

（八）者色——整理小組注に従い、『天下至道談』に「故貳生者食也、孫（損）生者色也。是以聖人合男女、必有則也」とあるにより補う。

【口語訳】

……天下……宗、気があれば万物は生じ、気がなくなれば死ぬ。これは……。たけり立っても大きくならないのは、膚気が来ていないからである。大きくなっても堅くならないのは、筋気が来ていないからである。堅くなっても熱くないのは、（神）気が来ていないからである。膚気が来てないのに使用すれば垂れ下がり、筋気が来てないのに使用すればうまく入らず、（神）気が来ていないのに使用すれば萎えてしまう。だから聖人は必ず……之。成湯は瑶台に出かけ、陳…は南宮に（出かけて）、質問した……「男女が和合して相性がたいへんよく、しかも身を損なうことのないのは、どうしてか」。答えて言う。「生命を養うものは食事であり、生命を損うのものは色欲であります。ですから聖人には必ず法則があるのです」。

本文　二

一曰麇□、二〔曰〕爰據、三曰蟬傅、四曰蟾者、五曰魚最、六曰青□(一)。一曰云石、二曰括瓠、三曰濯昏、四〔曰〕伏□、五曰□□(二)。〔●一曰〕高之、二曰下之、三曰左之、四曰右之、〔五曰〕深之、六曰淺之、七曰免敄(三)。●一曰疢、二曰癅(四)。一曰□□、〔二〕曰震撞(五)。一曰定味、二曰致氣、〔三曰勞〕實、四曰侍節(六)。

一に曰わく麇《きん》…、二に〔曰わく〕爰《えん》（猨）據、三に曰わく蟬傅《せんふ》、四に曰わく蟾者《せんしょ》（諸）、五に曰わく魚最《さい》（嘬）、六に曰わく青…。

一に曰わく云石《うんせき》、二に曰わく括瓠、三に曰わく濯昏、四に〔曰わく〕伏…、五に曰わく……。

〔●一に曰わく〕之を高くし、二に曰わく之を下《ひく》くし、三に曰わく之を左にし、四に曰わく之を右にし、〔五に曰わく〕之を深くし、六に曰わく之を浅くし、七に曰わく免敄（鶩）。

●一に曰わく疢（吙）、二に曰わく癅（畱）。

一に曰わく……、〔二に〕曰わく震撞（動）。

一に曰わく定味、二に曰わく致氣、〔三に曰わく勞〕實、四に曰わく侍（時）節。

【注釈】

（一）一曰麋□、……六曰青□――ここは、男女が性交するときの体位の名称を列挙したものと解される。動物の姿勢を模倣することであろう。『天下至道談』本文十二に、「一曰虎流、二曰蟬付（附）、三曰尺扜（蠖）、四曰囷（麕）暈、五曰黄（蝗）柘（磔）、息内、六曰爰（猨）居、思外、七曰瞻諸、八曰兔務（鶩）、九曰青（蜻）靈（蛉）、思外、十曰魚族（嘬）」とあり、『合陰陽』本文四に、「一曰虎游、二曰蟬柎（附）、三曰斥（尺）蠖、四曰困（麕）桷（觸）、五曰蝗磔、六曰爰（猨）據、七曰瞻（詹）諸、八曰兔鶩、九曰青（蜻）令（蛉）、十曰魚嘬」とある。以上によれば、麋□は麕桷（觸）、青□の下の字は「靈」あるいは「令」で、蜻蛉と解される。また、『醫心方』巻二八・九方第十二には「虎歩」「蟬附」「魚接鱗」なども見える。

（二）一曰云石、……五曰□□――『天下至道談』本文二十二に、「一曰笄光、二曰封紀、三曰調瓠、四曰鼠婦、五曰穀實、六曰麥齒、……十二曰礫石」とある。これによれば、云石は礫石、⿰扌古瓠は調瓠か。また、本帛書巻末の残図によれば、これらは女性外陰部各部の名称と推定される。巻末図の注参照。

（三）一曰高之、……六曰淺之、七曰兔敄――性交時の運動方法を述べたものと解される。『天下至道談』本文十四に、「一曰高之、二曰下之、三曰左之、四曰右之、五曰深之、六曰淺之、七曰疾之、八曰徐之」とあり、『合陰陽』本文五に、「一曰上之、二曰下之、三曰左之、四曰右之、五曰疾之、六曰徐之、七曰希之、八曰數之、九曰淺之、十曰深之」とある。また、「七曰兔敄」は、『天下至道談』本文十一及び『合陰陽』本文四によれば、前文の「六曰青□」の前に続くものと考えられる。しかし、訳文では仮に「六曰青□」の後に移す。前注（一）参照。

（四）一曰疢、二曰⿸疒齧――「疢」は「吙」、「⿸疒齧」は「齧」。ここは、性交時の女性の反応を述べたものと解される。『天下至道談』本文十七に、「一曰候（喉）息、二曰椯（喘）息、三曰纍哀、四曰疢（吙）、五曰齘（齧）、審蔡（察）五言（音）、以智（知）其心……吙者、銜甘甚而癢乃始。齧者、身振動、置已而久」とあり、『合陰陽』本文七にも、「……吙者、鹽甘甚也。齧者、身振動、欲人之久也」とある。

（五）一曰□□、二曰震撞――性交時の女性の動作を述べたものと解される。『天下至道談』本文十六に、「一曰接手、二曰信（伸）肘、三曰平甬（踊）、四曰直踵、五曰交股、六曰振銅（動）、七曰廁（側）鉤、八曰上鉤」とあり、『合陰陽』本文六に、「一曰接手、二曰信（伸）肘、三曰直踵、四曰側鉤、五曰上鉤、六曰交股、七曰平踊、八曰振動。夫接手者、欲腹之傅也。……振動者、欲人久持之也」とある。また『醫心方』巻二八・十動第九を参照。

（六）一日定味、……四日侍節——『天下至道談』本文十三に、「一日致氣、二日定味、三日治節、四日勞實、五日必時、六日通才、七日微嶂（動）、八日侍（待）盈、九日齊生、十日息刑（形）」とある。

【口語訳】

第一は麇《きん》…。第二は猨拠《えんきょ》。第三は蟬傅《せんふ》。第四は蟾諸《せんしょ》。第五は魚嘬《ぎょさい》。第六は蜻蛉《せいれい》。第七は兔鶩《とぶ》。

第一は云石《うんせき》。第二は括瓠。第三は濯昏。第四は伏…。第五は……。

第一は高くする。第二は低くする。第三は左にする。第四は右にする。第五は深くする。第六は浅くする。

第一は息を吐く。第二は咬む。

第一は……。第二は震動する。

第一は定味。第二は致気。第三は労実。第四は時節。

三一、□語

本文　一

□語。□見三月吉日在□、禹乃□□入於⿰言旋房（一）、其狀變、色甚雄以美、乃若台壯（二）。羣河（三）見之、□□□□□□□□□□□□□□□□河月之□治釦（四）而見□、凡彼卓（五）不漑蒿有英（六）。今人□□□□□□□□□□□□□□□□□□□□□我須麋漑化（七）、血氣不足（八）、我無所樂、□□□□□□□□□□□□□□□□□□□□□□□□□□欲毋言、王有□色、□□□□□□□□□□□□□□□□□□□□□□□□□□□□□昏有吾。南河□（九）□□□女子之□□□□□□□□□□□□□□□□□□□□□□□□□□□□□□□不能已。西河□□□□□□□□□□□□愈（一〇）曰、□□□□□□□□□□□□□□□□□堅病而□而不已、恐過而不吾。少河□合（一一）麋暎（一二）□□□□□□□□□□□□□□□其□撞而問之、以渴請故（一三）。少河進合曰、女子之□有□□□□□□□□□□□□□幼疾、暴進暴退（一四）、良氣不節（一五）。禹曰、善戈言也。□□□□□□□□□□□□□□□□我欲合氣（一六）、男女蕃茲（一七）、爲之若何。少河曰、凡合氣之道、必□□□□□□□□□□□□曰、君何不鬻茅艾（一八）、取其湛（一九）、以實五賞石膏（二〇）白□（二一）□□□□□□□□□□□□□□、端夜茨琼（二二）、白雖賞、登左下右、亦毋暴成。

…語。…三月吉日…に在るを見、禹乃ち……⿰言旋《せん》（璇）房に入り、其の狀變じ、色甚だ雄にして以て美なり、乃ち台（始）めて壯なるが若し。羣河《が》（娥）之を見、……河月之…治釦而見…、凡そ彼漑（既）に蒿として英有らざる卓〈莫〉し。今人……我が須（鬚）麋（眉）漑（既）に化し、血氣足らず、我樂しむ所無し、……言毋からんと欲す、王に…色有り、昏に吾（悟）る有り。南河（娥）……女子の……已む能わず。西河（娥）……愈《こた》えて曰わく、……堅病にして…而已《や》めず、過ごして吾（悟）らざるを恐る。少河（娥）…合《こた》（答）うるに、麋（眉）䀹《しょう》……其の…撞（動）きて之に問うは、渇（謁）請を以ての故なり。少河（娥）進みて合（答）えて曰わく、女子の…に……有り……幼疾、暴《にわか》に進み暴に退けば、良氣節ならず。禹曰わく、善きかな言や。……我合氣して、男女蕃茲ならんと欲す、之を爲すこと若何。少河（娥）曰わく、凡そ合氣の道、必ず……曰わく、君何ぞ茅と艾とを蠹（羹）にせざるか。其の湛《ちん》を取り、以實五賞石膏白……、端夜は瘬を茨《おお》い、白雖賞、左に登り右に下れば、亦た暴には成る毋し。

【注釈】

（一）⿰言旋房――「⿰言旋」は「璇」。璇は、美しい玉。璇房は璇室で、玉で飾った部屋。『淮南子』本經訓、「晩世之時、帝有桀紂、爲璇室瑤臺、象廊玉牀」。「璇」は、また「琁」に作る。『呂氏春秋』過理篇、「作爲琁室」。高誘注「琁室、以琁玉文飾其室也」。

（二）台壯――整理小組注は「台」を「始」と解する。『楚辭』遠游、「玉色頩以脕顏兮、精醇粹以始壯」。

（三）羣河――整理小組注は「河」を「娥」と解する。後文の南河、西河、少河も同じ。娥は、みめよい、美貌の意味。『方言』一、「娥、好也。秦曰娥」。『方言』二、「秦晉之閒、美貌謂之娥」。羣娥は、ここでは、禹の後宮の美女たちを指す。

（四）釦――「釦《こう》」は、金銀や玉を使って器物の縁をかざること。『說文解字』、「釦、金飾器口」。段注「謂以金涂器口、許所謂錯金、今俗所謂鍍金也」。『後漢書』皇后紀十上・鄧皇后、「其蜀、漢釦器九帶佩刀、並不復調」。李賢注「釦音口、以金銀緣器也」。『文選』巻一・班固「西都賦」、「於是玄墀釦砌、玉階彤庭」。李善注「釦砌、以玉飾砌也」。

（五）𠦝――整理小組注「𠦝字は、最初は莫と書き、それを塗りつぶして右横に𠦝と書き直している。しかし、文の意味から見れば、やはり莫とするべきである」。

（六）溉蒿有英――蒿《こう》は、気の蒸しあがるさまか。『禮記』祭義、「其氣發揚于上爲昭明、焄蒿悽愴、此百物之精也、神之著也」。鄭玄注「蒿、氣烝出貌也」。英は、才徳のすぐれたもの。『淮南子』泰族訓、「智過萬人者、謂之英」。

（七）化――一説は「化」を「華」の仮借字と解する。「鬢眉既華」は、鬢と眉がともに白くなったことを指す。『後漢書』文苑傳第七十下・邊讓傳、「博選清英、華髮舊德、並爲元龜」。李賢注「華髮、白首也」。

（八）血氣——元来は「血」と「氣」の意だが、ここでは「元氣」「精氣」と同じような意味で用いられていると思われる。『黃帝内經素問』陰陽應象大論篇第五、「陽病治陰、陰病治陽、定其血氣、各守其鄕、血實宜決之、氣虛宜掣引之」。

（九）整理小組注「帛書はこの行以下が欠損し、後の行と直接に接続しているのか否かは、確定できない」。

（一〇）兪——兪は、答える。『漢書』禮樂志第二・天門十一、「星留兪、塞隕光」。顔師古注「兪、答也。言衆星留神、答我饗薦、降其光燿、四面充塞也」。

（一一）合——整理小組注は「合」を「答」と解する。

（一二）睞——睞は、まつげ。睫の異体字。『說文解字』、「睞、目旁毛也」。『史記』巻一〇五・扁鵲傳、「忽忽承睞、悲不能自止」。索隱「睞、音接。睞卽睫也」。

（一三）渴請——「渴」は「謁」。謁請は、面会を請うこと。『後漢書』王扶傳・第二十九、「國相張宗謁請、不應。欲强致之、遂杖策歸鄕里。連請、固病不起」。

（一四）暴進暴退——「暴」は、はやい・にわかに・だしぬけにの意。『廣雅』釋詁・二下、「暴、猝也」。『呂氏春秋』察今、「澭水暴益、荊人弗知、循表而夜涉、溺死者千有餘人」。高誘注「暴卒、益長」。

（一五）良氣不節——「良氣」は体内の優れた元気・精気の事であろう。「節」は節度、きまり、限度の意。『禮記』樂記、「好惡無節於內、知誘於外、不能反躬、天理滅矣」。鄭玄注「節、法度也。知、猶欲也。誘、猶道也引也」。『黃帝内經素問』四氣調神大論篇、「惡氣不發、風雨不節、白露不下、則菀槀不榮」。王冰注「節、謂節度也」。

（一六）合氣——「合氣」は、房中術のこと。『弘明集』巻七・戎華論折顧道士夷華論、「反縛伏地者、地獄之貌也。符章合氣者、姦狡之窮也。斯則明闇已顯、眞僞已彰」。『廣弘明集』巻九引く『笑道論』三五・道士合氣法、「臣年二十之時、好道術就觀學、先敎臣黃書合氣三五七九男女交接之道、四目兩舌正對、行道在於丹田、有行者度厄延年、敎夫易婦、惟色爲初、父兄立前、不知羞恥、自稱中氣眞術」。

（一七）蕃茲——蕃茲は、ふえる・繁殖する。ここでは、体内に精気を充実させる意であろう。『國語』越語下、「不亂民功、不逆天時、五穀睦熟、民乃蕃茲」。高誘注「睦、和也。蕃、息也。茲、益也」。

（一八）薵茅艾——整理小組注「茅と艾は、二種類の薬物であろう」。本草名は茅根と艾葉。『政和本草』巻八・草部中品之上引く『神農本草經』、「茅根。味甘、寒。主勞傷虛羸、補中益氣、除瘀血、血閉寒熱、利小便」。『政和本草』巻九・草部中品之下引く『名醫別錄』、「艾葉。味苦、微溫、無毒。主灸百病。可作煎、……利陰氣、生肌肉、辟風寒、使人有子」。「鬻」は「羹」で、あつもの、肉と野菜を入れた濃厚なスープ。『禮記』禮器、「羹定詔於堂」。鄭注「肉謂之羹」。孔疏「羹、肉湆也。定、孰肉也」。『楚辭』招魂、「露雞臛蠵」。王逸注「有菜曰羹、無菜曰臛」。

(一九) 湛――整理小組注は「湛《ちん》」を「瀋《しん》」と解する。意味は汁である。『說文解字』、「瀋、汁也」。段玉裁注「左傳哀公三年曰、無備而官辦者、猶拾瀋也。杜注云、瀋汁也。陸德明云、北土呼汁爲瀋。按禮記檀弓、爲榆沈、假沈爲瀋」。『左傳』哀公三年・夏五月傳、「富父槐至曰、無備而官辦者、猶拾瀋也」。杜預注「瀋、汁也」。一説に「湛」を「沈」と読み、沈殿物を指すとする。『說文解字』、「湛、没也」。段玉裁注「古書、浮沈字多作湛。湛沈、古今字」。『荀子』解蔽篇、「正錯而勿動、則湛濁在下、而清明在上」。楊倞注「湛讀爲沈、泥滓也」。

(二〇) 石膏――『政和本草』巻四・玉石部中品引く『神農本草經』、「石膏。味辛、微寒。主中風寒熱、心下逆氣、驚喘、口乾舌焦、不能息、腹中堅痛、除邪鬼、産乳、金瘡」。

(二一) 白□――整理小組注「白字の下の字は、おそらく煅《たん》であろう」。

(二二) 端夜茨殑――端夜は、中夜(夜半)か。茨は、おおうの意であろう。『廣雅』釋詁二下、「茨、覆也」。殑は、涼と同じ。『說文解字』、「殑、事有不善言殑也、爾雅殑薄也」。段玉裁注「桑柔毛傳、杜注左傳、小爾雅皆云、涼薄也、涼即殑字」。また、「涼」は、薄い酒。『說文解字』、「涼、薄也」。段玉裁注「涼廁於此者、謂六飮之涼、與漿爲類也。鄭司農云、涼以水和酒也。玄謂涼今寒粥若臭飯雜水也。許云薄也。蓋薄下奪一酒字、以水和酒、故爲薄酒、此用大鄭說也」。なお、段注は『周禮』天官・漿人「漿人、掌共王之六飮、水漿醴涼醫酏、入于酒府」の鄭玄注による。

【口語訳】

…語。…三月吉日…にあるのを見て、禹《う》は……璇房に入ると、容貌は変化し、気色は非常に雄大で美しく、壮年に達したばかりのようであった。後宮の美女たちはその様子を見て、……娥は月の…の飾りつけをして…を見た。彼は気を発散し才徳に満ちあふれていた。今人……。私の鬢や眉はすでに白くなり、血気は足らず、我には楽しいことは何もない。……何も言いたくない、王には…色があり、……夕暮れに悟ることがあった。南娥……女子の……やむをえない。西娥は……答えて言った。……堅病で…であるのに止めず、度を過ごしているのにそれを悟らないのが心配だ。少娥が…答える。眉睫……その…動いて質問したのは、面会を要請したからである。少娥が進み出て答える。女子の…には有……幼疾、急に進んだり急に引いたりすれば、体内の良気に節度がなくなります。禹が言う。すばらしい話である。……私は房中の術によって、男女ともに精気を充実させたいと思うが、どうしたらよいだろうか。少娥が言う、そもそも房中の道は、必ず……。言う。あなたさまはどうして茅と艾で濃いスープをつくらないのですか。その汁を取り、以実五賞石膏白（鍛）……、夜半は薄酒に覆いをしておき、白雖賞、左に登り右に下るので、またすぐには出来ないのです。

三二、食引

本文　一

食引。(一)〔利〕益氣。食飲恆移音撞之。臥有引之。(二)故曰、飲□□、有教謀之。(三)右引而曲左足。

食引。氣を益すに〔利あり〕。食飲は恆に音（陰）を移して之を撞（動）かす。臥するに有（又）た之を引く。故に曰わく、……を飲み、有（又）た之を教謀す、と。右に引きて左足を曲ぐ。

【注釈】

（一）食引——標題の意味は不明。ただし、「引」は「導引」となんらかの関係があるだろう。食引は、食療と導引の二義を兼ねていうものか、あるいは、飲食中に導引を行うものか。

（二）臥有引之——竹簡『十問』「禹問師癸」に、「故覺寢而引陰、此謂練筋」とある。

（三）教謀之——整理小組注は、「謀」は「誨《かい》」に通じるという。誨は、教える。呉大澂『説文古籀補』第三、「古謀字、从言从毎、與許書誨字相類、疑古文謀誨爲一字。説命朝夕納誨、當讀爲納謀、王孫鐘謀猷如此」。竹簡『十問』「堯問於舜」にも、「必愛而喜之、教而謀之、飲而食之」とある。

【口語訳】

食引方。体内の精気を増大させるのに効果がある。飲食するときは、つねに陰気を移動させる。寝るときにも、さらに陰気を引き入れる。だから、「……を飲み、さらにそれを教える」と言うのである。右側に引き入れて左足を曲げる。

〈圖〉

〈女子陰部部位名稱圖（一）〉

〔笄《けい》〕光《こう》（二）
〔臭《しゅう》〕鼠《そ》（三）　□□（四）
麥齒《ばくし》（五）　穀《こく》〔實《じつ》〕（六）
赤朱《せきじゅ》（七）（珠）　〔琴《きん》〕弦《げん》（八）
付□（九）

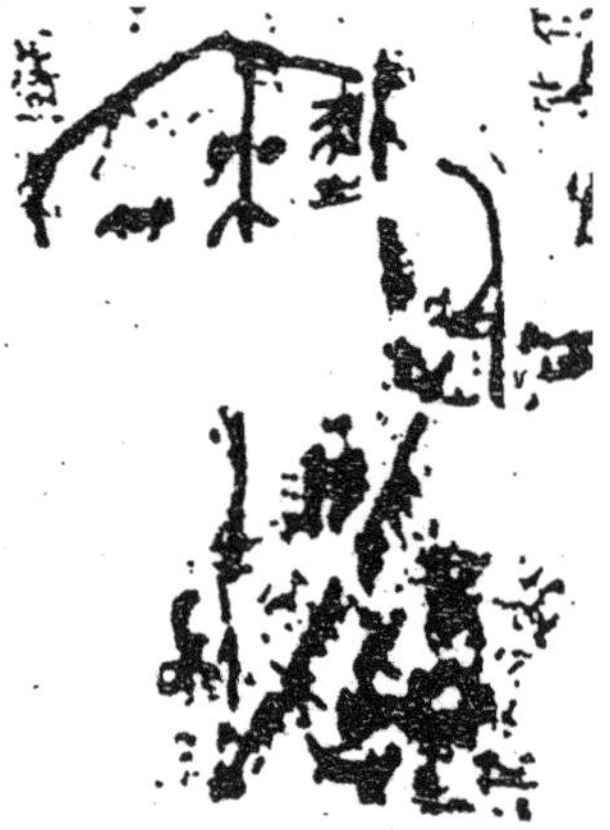

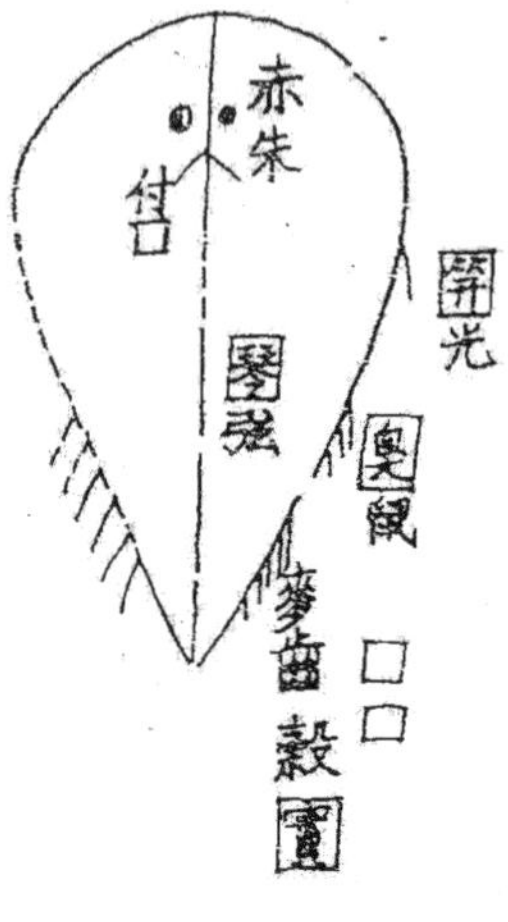

『馬王堆古医書考釈』（馬継光）所収
「女子外陰各部名称復元示意図」

【注釈】

（一）以下は、本帛書の巻末に附された、女性陰部を画いたと思われる図に記されている文字である。原図には標題がなく、今仮に「女子陰部部位名称図」と名づけた。整理小組注「図上には、八個の名称が残存するだけであるが、本来は十二あったと推定される」。方三〇の本文二に「一曰云石、二曰拮瓠、三曰濯昏、四伏□、五曰□□」とあり、『天下至道談』本文二十二に、「一曰笄光、二曰封紀、三曰調瓠、四曰鼠婦、五曰穀實、六曰麥齒、七曰嬰女、八曰反去、九曰何寓、十曰赤纀、十一曰赤毀九、十二曰磲石」と一二の名称が見える。また、これらの名称の多くは、『醫心方』巻二八・臨御第五・九法第十五などに見える。

（二）笄光――『天下至道談』の整理小組注「簡文の光字は、辰（脈）と混淆して区別がなく、ここの光もおそらく辰字であろう」。一説は笄光を『醫心方』巻二八・臨御第五及び六勢第六に見える「金溝」と解することもできるという。「笄光」も「金溝」も双声である。

（三）臭鼠――『醫心方』巻二八・九法第十二引く『玄女經』に、「乃内玉莖、刺其臭鼠」とある。『天下至道談』に、「四曰鼠婦」とあるが、これとの関係は不明。

（四）□□——整理小組注「残存する上の一字は、定に従う」。

（五）麥齒——『天下至道談』に、「六曰麥齒」とあり、『醫心方』巻二八・九法第十二引く『玄女經』に、「内玉莖、刺麥齒、務中其實」とある。また、『養性延命錄』御女損益篇、「子都經曰、施瀉之法、須當弱入強出」。注に「何謂弱入強出。納玉莖於琴弦麥齒之間、及洪大便出之、弱納之、是謂弱入強出。消息之、令滿八十動、則陽數備、即爲妙也」と「琴弦」「麥齒」の語が見える。

（六）穀實——『天下至道談』に、「五曰穀實」とあり、『醫心方』巻二八・九法第十二引く『玄女經』に、「女擧其陰、以受玉莖、刺穀實」とある。

（七）赤朱——『天下至道談』に、「十一曰赤毀九」とある。整理小組注「毀は、『醫心方』によれば珠に読むべきである。九の字は衍文である」。『醫心方』巻二八・九法第十二引く『玄女經』に、「深内玉莖、小擧其尻、以扣其赤珠」とある。

（八）琴弦——『醫心方』巻二八・九法第十二引く『玄女經』に、「乃内玉莖、刺其琴絃」とある。

（九）付□——不明。

〈目録〉

老不起(一)
爲醴
〔不〕起
●加
筭
虽醪勺(二)
治(三)
麥卵

洒男
●勺
益甘
戯
去毛
病最種
〔便近内〕
〔☒巾〕

巠身益力
除中益氣
用少
治力
☒
☒
☒
☒

醪利中
治
折角
走
〔疾走〕
☒
〔□語〕
〔食引〕

[一] 老不起
[二] 爲醴
[三] 〔不〕起
[四] ●加
[五] 筭
[六] 虽醪勺（酌）
[七] 治
[八] 麥卵
[九] 洒男
[一〇] ●勺
[一一] 益甘
[一二] 戯
[一三] 去毛
[一四] 病最種（腫）
[一五] 便近内
[一六] ☒巾
[一七] 巠（輕）身益力
[一八] 除中益氣
[一九] 用少
[二〇] 治力
[二一] （黑髮益氣(四)）
[二二] （爲醴）
[二三] （益力）
[二四] （益壽）
[二五] 醪利中
[二六] 治
[二七] 折角
[二八] 走
[二九] （疾走）
[三〇] ☒
[三一] （□語）
[三二] （食引）

【注釈】

（一）整理小組注「以下は帛書『養生方』の最後に置かれた目録である。四段に分けて記載され、右から左へ横に読む」。原書の目録及び本文の標題前には、数字は記されていないが、今便宜上、目録の排列順に数字を付す。

（二）虽醪勺――本文の小標題は「爲醪勺」に作る。整理小組注「虽は、蜀字であろう。濁と解する」。

（三）治――整理小組注「本題は、左右両題の間の上方に補うように書かれている。また、第二六題とも重複しているので、後に書き加えられたものであろう」。

（四）黑髪益氣――方二一から方二四までの小標題は目録及び本文ともに欠損している。「黑髪益氣」から「益壽」までの四標題は、本文の内容に照らして仮に補ったものである。

雜療方

本文　一（一）

〔●〕□□□□□□□□□□□□□□□□鳥卵、□以□□□□□□□□□□□□□之便。

〔●〕……鳥卵、…以て……の便。

【注釈】

（一）馬王堆漢墓帛書整理小組注（以下、整理小組注と略称する）「本帛書は冒頭部分が欠損している」。ここで「本文　一」のように通し番号を付すのは、検索の便宜を図るためである。

【口語訳】

（訳文省略）

本文　二

〔●〕□□嗌氣。（一）取白松脂、（二）杜虞、（三）□石脂（四）等、冶、（五）丼合。（六）三指大最、（七）再直▨

〔●〕……嗌氣。白松脂、杜虞、…石脂を取りて等しくし、冶《や》して、丼合す。三指大最（撮）もて、再び……直（置）き……

【注釈】

（一）□□嗌氣——「補精嗌氣」あるいは「補中嗌氣」で、薬物によって体内の精気を増加させ、体力を増強させる処方であろう。益は、増加・

増強の意。『説文解字』、「益、饒也」。『廣雅』釋詁二、「益、加也」。『黄帝内經素問』藏氣法時論篇、「五穀爲養、五果爲助、五畜爲益、五菜爲充、氣味合而服之、以補精益氣」。また、『政和本草』巻六・草部上品之上引く『神農本草經』に「菟絲子。味辛、平。主續絶傷、補不足、益氣力、肥健」といい、同じく引く『名醫別錄』にも「黄精。味甘、平、無毒。主補中益氣」と見える。

(二)白松脂——松脂は、まつやに。『政和本草』巻一二・木部上品引く『神農本草經』、「松脂。味苦、溫。主疽惡瘡、頭瘍白禿、疥瘙風氣、安五藏除熱。久服、輕身、不老、延年」。同じく引く『名醫別錄』、「味甘、無毒。治胃中伏熱……錬之令白、其赤者主惡痺」。また、『養生方』「加」に「又治白松脂之……各半之、善裹以韋、日一飲之、毎飲、三指撮入酒中」と見えている。

(三)杜虞——薬名と思われるが不明。一説は「杜若」の仮借とも解せる。『政和本草』巻七・草部上品之下引く『神農本草經』、「杜若。味辛、微溫。主胸脇下逆氣、溫中風入腦戸、頭腫痛、多涕涙出。久服、益精、明目、輕身。一名杜衡」。

(四)石脂——石脂は石の一種。青赤黄白黒の五色あるので「五色石脂」という。『政和本草』巻三・玉石部上品引く『神農本草經』、「青石・赤石・黄石・白石・黒石脂等。味甘、平。……久服、補髓、益氣、肥健、不飢、輕身、延年。五石脂各隨五色、補五藏」。

(五)冶——『説文解字』、「冶、銷也」「銷、鑠金也」。「冶」の本義は金属を溶錬することであるが、医書では「擣《つ》き砕いて粉末にする」の意味で用いられる。『千金要方』巻一・合和第七、「凡云末之者、謂擣篩如法也」。『醫心方』巻二三・治産後汗出法第卅五、「録驗方。治産後虚勞汗出不止牡厲散方。牡厲二兩、干薑二兩、麻黄根二兩。凡三物冶篩」。

(六)幷合——あわせる事。『黄帝内經素問』腹中論篇、「以四烏魚鰂骨一藘茹、二物幷合之、丸以雀卵、大如小豆。以五丸爲後飯、飲以鮑魚汁。利腸中、及傷肝也」。『後漢書』光武帝紀第一下、「六月辛卯、詔曰、夫張官置吏、所以爲人也。今百姓遭難、戸口耗少、而縣官吏職所置尚繁、其令司隷、州牧各實所部、省減吏員。縣國不足置、長吏可幷合者。上大司徒、大司空二府」。

(七)三指大最——「最」は「撮」。三指撮は、親指と人さし指と中指の三本の指先でつまんだ量。『説文解字』、「撮、四圭也」。『漢書』巻二一上・律暦志上、「量多少者不失圭撮」。王劭注「圭、自然之形、陰陽之始也。四圭曰撮、三指撮之也」。三指大撮は、三本の指先で多めに一つまみした量。『黄帝内經素問』病能論篇、「以澤瀉朮各十分麋銜五分合、以三指撮爲後飯」。

【口語訳】

(体内の精)気を増大させる方。練って白くなった松脂《まつやに》、杜虞(杜若?)、……石脂を同量に取り、つき砕いて粉末にして、合わせる。それを親指と人さし指と中指の三本の指先で多めにつまんで、再び……置き……

本文 三

●内加及約(一)。取空壘(二)二斗、父且(三)(四)段之、□□成汁、若美醢(五)二斗漬之。□□□□去其掌(六)。取桃毛(七)二升、入□中撓(八)□。取善〔布〕二尺、漬□中、陰乾、□□□□□□布。卽用、用布抿揗(一〇)中身及前(九)、擧而去之(一一)。

●内加及び約。空壘《くうるい》二斗を取り、父《ふ》（㕮）且《しょ》（咀）して之を段《う》ち、……して汁を成し、若しくは美《うま》き醢《けい》二斗もて之を漬《ひた》す。……其の掌を去る。桃毛二升を取り、…中に入れて撓《かきま》ぜ…。善き〔布〕二尺を取り、…中に漬し、陰乾し、……布。卽ち用うるに、布を用いて中身及び前を抿《な》（揩）で揗《こす》り、擧がれば而《すなわ》ち之を去る。

【注釈】

(一)内加及約――医学用語としては他に使用例を見ない。整理小組注は「加」を「益」に、「約」を「衰」に解している。『國語』魯語上、「今無故而加典」。韋昭注「加、益也」。『國語』楚語下、「不爲豊約擧」。韋昭注「約、衰也」。ただ、本書での用例によって推測するに、「内加」は男性性機能の強壮方、「約」は女性の性機能を刺激興奮させる方を意味しているようである。また、『養生方』方一〇「勺」の第二方は、『雜療方』本文一一「約」の処方とよく似ている。『養生方』の整理小組注は「勺」を「灼」と推定し、刺激興奮性の外用薬による発熱療法の意味に解している。ここの「約」も「灼」に通じると解してよいと考える。

(二)空壘――薬名と思われるが不明。また一説は「蓬虆《ほうるい》」の誤りとも解せる。『政和本草』巻二三・果部引く『神農本草經』上品、「蓬虆。味酸、平。主安五藏、益精氣、長陰令堅、強志倍力、有子。久服、輕身、不老。一名覆盆」。

(三)父且――「父」は「㕮」、「且」は「咀」。もともとは口歯で噛み砕く意味だが、転じて搗いて細かく砕く、細く切る意に用いられる。『政和本草』巻一・序例上引く陶弘景『本草經集注』序、「凡湯酒膏藥舊方皆云、㕮咀者、謂秤畢擣之、如大豆。又使吹去細末。……今皆細切之、較略令如㕮咀者」。『黃帝内經靈樞』壽夭剛柔篇第六、「用淳酒二十斤、蜀椒一升、乾薑一斤、桂心一斤、凡四種、皆吹咀、漬酒中」。

（四）段——段は、うつ・きたえる。『説文解字』、「段、椎物也」。段玉裁注「函人職曰、凡甲鍛不摯則不堅、鍛亦當作段、……後人以鍛爲段字、以段爲分段字、讀徒亂切、分段字自應作斷、蓋古今字之不同如此」。

（五）美醯——「醯」は「酢」。『説文解字』、「醯、酸也」。「酸、酢也。……關東謂酢曰酸」。『政和本草』巻二六・米穀部下品引く『名醫別錄』、「醋。味酸、溫、無毒。主消癰腫、散水氣、殺邪毒」。同じく引く陶弘景『本草經集注』、「醋酒爲用、無所不入、逾久逾良、亦謂之醯。以有苦味俗呼爲苦酒」。「美醯」は、良質の酢。なお、一斗はこの時代約二リットル。一升は一斗の一〇分の一。

（六）掌——掌は、人のてのひら、あるいは、動物のてのひら。「熊掌」の類を指すか、あるいは掌状のものを指すか。

（七）桃毛——『政和本草』巻二三・果部引く『神農本草經』上品、「桃核仁。……桃毛。主下血、瘕寒熱、積聚、無子」。

（八）撓——『説文解字』、「撓、擾也」。「撓《どう》」の本義は、乱す・乱れるであるが、ここでは撹拌する・かき混ぜるの意味に解する。『漢書』巻九四下・匈奴傳下、「單于以徑路刀金留犂撓酒」。應劭注「撓、和也。契金著酒中、撓攪飲之」。顔師古注「撓、攪也」。

（九）中身及前——中身は、陰茎と解する。『黄帝内經太素』巻二二・五節刺、「莖垂者、中身之機、陰精之候、津液之道也」。楊上善注「陰莖在腰、故中身」。また、前は、前陰部と解する。『黄帝内經素問』厥論篇、「前陰者、宗筋之所聚、太陰陽明之所合也」。

（一〇）捪揗——捪も揗も、撫でる・擦るの意。『説文解字』、「捪、撫也」「揗、摩也」。

（一一）擧——ここでは、男性器が勃起するの意であろう。『國語』晉語五、「吾求君子久矣、今乃得之。擧而從之」。韋昭注「擧、起也」。

【口語訳】

男性の性機能強壮方と女性の性機能刺激方。空壘二斗を取り、つき砕いて細かくし、打ち、……汁をだし、あるいは上質の酢二斗にひたす。……その掌を取り去る。桃のうぶ毛二升を取り、…中に入れてかき混ぜる。上質の布二尺を取り、…中にひたして、陰干しする。……布。布を使用するときは、布で陰茎と前陰部を撫でさすり、勃起すれば布を取り去る。

本文　四

●欲止之、取黍米泔(一)若流水、以洒(二)之。

●之を止めんと欲すれば、黍《しょ》米の泔《かん》若しくは流水を取りて、以て之を洒《あら》う。

【注釈】

(一)黍米泔――きびのとぎ汁。黍米は、きびの実を碾《ひ》いて精米した米。『政和本草』巻二五・米穀部中品引く『名醫別録』、「黍米。味甘、温、無毒。主益氣補中、多熱令人煩」。泔は、米のとぎ汁。『廣雅』釋器、「泔潘、瀾《しろみず》也」。

(二)洒――洒は、洗う。『說文解字』、「洒、滌《あらう》也」。

【口語訳】

(刺激あるいは勃起を)止めようと思うなら、黍《きび》のとぎ汁あるいは流れる水を取って、(局部を)洗えばよい。

本文　五

●内加。取春鳥卵、卵入桑(一)枝中、烝之(二)、□黍中食之。卵壹決(三)、〔勿〕多食。多〔食〕⧄

●内加。春鳥の卵を取り、卵もて桑の枝の中に入れ、之を烝(蒸)し、黍中に…して之を食らう。卵は壹《ひと》たび決《すす》(吷)れば、多く食らう〔勿かれ〕。多く〔食らえば〕……

【注釈】

（一）桑――『政和本草』巻一三・木部中品引く『神農本草經』、「桑根白皮。味甘、寒。主傷中、五勞、六極、羸瘦、崩中、脈絶、補虚、益氣」「葉。主除寒熱、出汗」。

（二）烝之――「烝」は「蒸」。『說文解字』「烝、火氣上行也」。『毛詩』大雅・生民、「釋之叟叟、烝之浮浮」孔穎達疏「炊之於甑、爨而烝之、其氣浮浮然、言升盛也。既烝熟、乃以爲酒食」。

（三）決――「決」は「吷」。「吷」は、「歠」の異体字。飲む事。『說文解字』、「吷歠、或从口从夬」、「歠、歓《のむ》（飲）也」。『莊子』則陽、「夫吹筦也、猶有嗃也、吹劍首者、吷而已矣」。

【口語訳】

男性の性機能強壮方。春鳥の卵を取り、桑の枝の中に入れて蒸し、それを黍《きび》飯の中に（入れて）食べる。卵は一度飲んだら、たくさん食べてはいけない。たくさん食べれば……

本文　六

●内加。取桂（一）、薑（二）、椒（三）、蕉莢（四）等、皆冶、〔并〕合。以穀汁（五）丸之、以榆□（六）摶（七）之、大〔如〕□□□臧筒中、勿令歇（八）。卽取入中身空中（九）、擧、去之。

●内加。桂、薑《きょう》、椒、蕉莢《しょうきょう》を取りて等しくし、皆冶し、〔并〕合す。穀〈穀〉汁を以て之を丸め、榆…を以て之を摶《まる》め、大きさ……の〔如くし〕、筒中に臧《おさ》（藏）めて、歇《も》れしむること勿かれ。卽ち取りて中身の空（孔）中に入れ、擧がれば、之を去る。

【注釈】

（一）桂――『政和本草』巻一二・木部上品引く『神農本草經』は、「菌桂」と「牡桂」の二種類を載せる。両者とも久しく服用すれば、「菌桂」は「輕身、不老、面生光華、媚好、常如童子」といい、「牡桂」は「通神、身輕、不老」という。同じく引く『名醫別錄』、「桂。味甘辛、大熱、有小毒。主溫中、利肝肺氣、心腹寒熱、冷疾、霍亂、……宣導百藥、無所畏。久服、神仙、不老」。

（二）薑――『政和本草』巻八・草部中品之上引く『神農本草經』、「乾薑。味辛、溫。主胸滿、欬逆、上氣、溫中、止血、出汗、逐風濕痺、腸澼下痢。生者尤良。久服、去臭氣、通神明」。「生薑」であれば、同じく引く『名醫別錄』、「生薑。味辛、微溫。主傷寒頭痛、鼻塞、欬逆、上氣、止嘔吐」。

（三）椒――『政和本草』引く『神農本草經』では、巻一三・木部中品に「秦椒」、巻一四・木部下品に「蜀椒」を載せる。両者とも久しく服用すれば、「秦椒」は「輕身、好顏色、耐老、增年、通神」といい、「蜀椒」は「頭不白、輕身、增年」という。

（四）蕉莢――本草名は皂莢《そうきょう》。『政和本草』巻一四・木部下品引く『神農本草經』、「皂莢。味辛鹹、溫。主風痺死肌、邪氣風頭、淚出、利九竅、殺精物」。『養生方』方一六「⧄巾」本文四に「一曰、取萩（皂）莢二治之、以水一參沃之、善挑、卽漬巾中」と見え、『五十二病方』二二癃病にも「一方、癃。……皂莢一、棗十四、藾之茱萸、椒、合而一區」と見える。

（五）穀汁――「穀」は、「穀《こく》」の錯字であろう。「穀」は「楮《ちょ》」である。『說文解字』、「穀、楮也」。「穀」は、『養生方』方一六「⧄巾」本文二に「卽取穀椅桐汁……塗所漬布、乾之、卽善藏之」と見えている。『政和本草』巻一二・木部上品引く『名醫別錄』、「楮實。味甘、寒、無毒。主陰痿、水腫、益氣、充肌膚、明目。久服、不飢、不老、輕身。生少室山。一名穀實。……皮閒白汁。療癬」。同じく引く『本草經集注』、「此卽今穀樹也。仙方、採擣取汁、和丹用、亦乾服、使人通神見鬼」。

（六）楡□――楡□は、楡皮のことか。『政和本草』巻一二・木部上品引く『神農本草經』、「楡皮。味甘、平。主大小便不通、利水道、除邪氣。久服、輕身、不飢。其實尤良、一名零楡」。

（七）摶――摶は、まるめる。『說文解字』、「摶、以手圜之也」。『禮記』曲禮上、「共食不飽、共食不澤手、毋摶飯、毋放飯」。

（八）歇――歇は、漏れる。『說文解字』、「歇、息也。一曰氣越泄」。段玉裁注「泄當作渫、此別一義、越渫猶漏溢也。七發曰、精神越渫、百病咸生。李［善］引高注呂氏春秋曰、越、散也。引鄭玄毛詩箋曰、渫、發也」。『左傳』襄公二九年、「齊國之政、將有所歸、未獲所歸、難未歇也」。杜預注「歇、盡也」。

（九）中身空中――空は、穴、孔のこと。『說文解字』、「空、竅也」。段玉裁注「今俗語所謂孔也。天地之間、亦一孔耳」。中身は、陰茎と解する。本文三の注（九）参照。中身の穴とは、尿道を言うか。

【口語訳】

男性の性機能強壮方。桂、薑《きょう》、椒、皂莢《そうきょう》を同量に取り、みなつき砕いて粉末にし、合わせる。楮《ちょ》の樹液で丸薬にし、榆……で丸くして、……の大きさにする。筒の中にしまって（薬の気味）が漏れないようにする。使うときは、取り出して尿道に入れ、勃起すれば、取り去る。

本文　七

●内加。取穀汁（一）一斗、漬善白布二尺、□□烝、盡汁、善臧帀用。用布搵（二）中身、〔擧〕、去之。

●内加。穀〈榖〉汁一斗を取り、善き白布二尺を漬《ひた》し、……して烝（蒸）し、汁を盡くせば、善く臧《おさ》（藏）めて帀（留）用す。布を用いて中身を搵《も》み、〔擧がれば、〕之を去る。

【注釈】

（一）穀汁――「穀」は、「榖《こく》」の錯字と解する。「榖」は「楮《ちょ》」。本文六の注（五）参照。

（二）搵――『說文解字』に「搵、没也」とあるように、もともとは「ひたる・しずむ」の意であるが、ここでは「おす・もむ」の意で使われていると解する。『六書故』巻一四・人七・手部、「搵、烏困切、指按也」。

【口語訳】

男性の性機能強壮方。楮《ちょ》の樹液一斗を取り、上質の白布二尺をそれにひたし、……して蒸す。汁がなくなれば、しっかりと密封して使用にそなえる。その布を使って陰茎を揉み、勃起すれば、取り去る。

本文　八

●内加。取犬肝(一)、置入蠭房、旁(二)令蠭□蚤(三)之、閲(四)十餘房。治陵楷(五)一升、漬美醯一參中(六)、〔五〕宿(七)、去陵楷。因取禹熏(八)□□各三指大最(九)一、與肝并入醯中、再□□□□□以善絮(一〇)□□□□□盡醯、善臧筒中、勿令歇。用之、以纏中身、舉、〔去之〕。

●内加。犬肝を取り、置きて蠭（蜂）房を入れ、旁《あまね》く蠭（蜂）…をして之を蚤《さ》（螫）さしめ、十餘房を閲《ふ》。陵楷（藁）一升を治し、美《うま》き醯《けい》一參中に漬《ひた》し、〔五〕宿にして、陵楷（藁）を去る。因りて禹薫……各おの三指大最（撮）一を取り、肝と并《あ》わせて醯中に入れ、再び……善き絮《じょ》を以て……醯を盡くし、善く筒中に臧《おさ》（藏）め、歇《も》れしむること勿かれ。之を用いるに、以て中身を纏《まと》い、舉がれば、〔之を去る〕。

【注釈】

(一) 犬肝――『醫心方』巻二八・玉莖小第二七に引く「洞玄子長陰方」に「内（肉）縦容三分、海藻二分、右搗篩爲末、以和正月白犬肝汁、塗陰上三度、平旦新汲水洗却、即長三寸、極驗」と、陰茎を大きくする処方に犬の肝臓が用いられている。

(二) 旁――旁は、あまねく・ひろくの意。『尚書』太甲上、「旁求俊彥、啓迪後人」。僞孔傳「旁非一方」。正義「旁謂四方求之、故言旁非一方」。

(三) 蚤――「蚤」は、「螫」の異体字。『說文解字』、「蚤、螫《さす》也」。

(四) 閲――閲は、次々と過ぎていくこと。『漢書』巻四・文帝紀、「楚王、季父也。春秋高、閲天下之義理多矣」。如淳注「閲猶更歴也」。『漢

書』巻八三・朱博列傳、「檄到、齎伐閲詣府」。顔師古注「閲、所經歷也」。

（五）陵槖──「槖」は「藁」。「陵藁」は、「甘遂」の別名。『政和本草』巻一〇・草部下品之上引く『神農本草經』、「甘遂。味苦、寒。主大腹疝瘕、腹滿、面目浮腫、留飲宿食、破癥堅積聚、利水穀道」。同じく引く『名醫別錄』、「一名陵藁」。

（六）一參──「參」は三分の一の意、したがって、ここでは三分の一斗を言う。『墨子』雜守、「升食、終歲三十六石、參食、終歲二十四石」。俞樾注「參食者、參分斗而日食其二也。故終歲二十四石也」。

（七）宿──一夜泊まることを一宿という。五宿は、ここでは五昼夜の意味。『詩經』周頌・有客、「有客宿宿、有客信信」。毛傳「一宿曰宿、再宿曰信」。

（八）禹薫──整理小組注は、『五十二病方』「蟲蝕」の「禹竈□」と同じく「伏龍肝」（竈の釜底の下の焦げた土）の別名と解する。『政和本草』巻五・玉石部下品引く『名醫別錄』、「伏龍肝。味辛、微溫。主婦人崩中、吐血、止欬逆、止血、消癰腫毒氣」。同じく引く陶弘景『本草經集注』、「此竈中對釜月下黃土也。取擣篩、合葫、塗癰、甚效。以竈有神故、號爲伏龍肝」。

（九）三指大最──本文二の注（七）参照。

（一〇）絮──絮は、絹絲でできた古い綿。『說文解字』、「絮、敝緜也」。段玉裁注「敝緜、孰緜也、是之謂絮。凡絮必絲爲之、古無今之木緜也」。

【口語訳】

男性の性機能強壮方。犬の肝を取り、置いたところに蜂の巣を入れ、くまなく蜂に刺させる。（さらに、別の蜂の巣を入れて刺させて、）それを十回余り繰り返す。甘遂《かんすい》一升をつき砕いて粉末にして、上質の酢一參（三分の一斗）中にひたし、五昼夜たったら、甘遂を取り除く。そこで伏龍肝（竈の釜底の下の焦げた土）と……をそれぞれ三本の指先で多めに一つまみの量を取り、肝といっしょに酢の中に入れ、再び……上質の綿で……酢をなくならせる。しっかりと筒中に密閉し、（薬の香気が）漏れないようにする。これを用いるときは、（薬を染み込ませた綿を）陰茎に巻き、勃起すれば、取り去る。

本文　九

●約。取蕃石(一)、蕉莢(二)、禹熏(三)三物等、□□□一物、皆治、并合。爲、爲小嚢、入前中、如食閒(四)、去之。

●約。蕃石、蕉莢、禹熏の三物を取りて等しくし、……一物、皆治し、并合す。爲すに、小嚢を爲《つく》りて、前中に入れ、食閒の如くし、之を去る。

【注釈】

(一) 蕃石――「蕃石」は、「礬石」で、明礬《みょうばん》のこと。『政和本草』巻三・玉石部上品引く『神農本草經』、「礬石。味酸、寒。主寒熱洩痢、白沃、陰蝕、惡瘡、目痛、堅骨齒。錬餌服之、身輕、不老、增年」。

(二) 蕉莢――本草名は皂莢。本文六の注(四)参照。

(三) 禹熏――本草名は伏龍肝。本文八の注(八)参照。

(四) 食閒――食間は、食事する間のわずかな時間のこと。食頃と同じ。『儀禮』士虞禮、「祝闔牖戶、降復位于門西。男女拾踊三、如食閒」。鄭注「隱之如尸一食九飯之頃也」。

【口語訳】

女性の性機能刺激方。礬石《はんせき》と皂莢《そうきょう》と伏龍肝(竈の釜底の下の焦げた土)の三物を同量に取り、……一物、みなつき砕いて粉末にし、合わせる。行為をするときは、小さな袋を作って陰部に入れ、食事をするほどの時間がたったら、取り去る。

本文　一〇

●約。取桂(一)、乾薑(二)各一、蕃石(三)二、蕉〔莢〕(四)三、皆治、合。以絲繒(五)裹之、大如指、入前中、智(六)而出之。

●約。桂、乾薑《きょう》各おの一、蕃石二、蕉《しょう》〔莢〕《きょう》三を取り、皆治して、合わす。絲繒《しそう》を以て之を裹《つつ》み、大きさ指の如くし、前中に入る。智（知）れば而《すなわ》ち之を出す。

【注釈】

（一）桂――本文六の注（一）参照。

（二）乾薑――本文六の注（二）参照。

（三）蕃石――本草名は礬石。本文九の注（一）参照。

（四）蕉莢――本草名は皂莢。本文六の注（四）参照。

（五）絲繒――絲はきぬいと、繒はきぬ。「絲繒」は、きぬの布を意味する。『説文解字』、「絲、蠶所吐也」「繒、帛也」。

（六）智――「智」は「知」。知は、薬を入れた後に刺激を知覚すること。『淮南子』原道訓、「足蹪趎埳、頭抵植木而不自知也」。高誘注「知猶覺也」。

【口語訳】

女性の性機能刺激方。桂と乾薑《きょう》（乾燥しょうが）をそれぞれ一、礬石《はんせき》を二、皂莢《そうきょう》を三の分量に取り、みなつき砕いて粉末にし、合わせる。きぬの布でそれを包み、指くらいの大きさにして、陰部に入れる。感覚があれば、取り出す。

本文　一一

●約。取巴叔(一)三、蛇牀(二)二、桂(三)薑(四)各一、蕉莢(五)四、皆冶、并合。以蠠若棗膏和丸之(六)、大如藚(七)、入前中。及爲(八)、爲小囊裹、以(九)嗛前、智而出之。

●約。巴叔（菽）三、蛇牀《だしょう》二、桂、薑《きょう》各おの一、蕉莢《しょうきょう》四を取り、皆治し、并合す。蠠（蜜）若しくは棗膏を以て和《ま》ぜ、之を丸め、大きさ𧄍《かん》（贛）の如くし、前中に入る。爲すに及びて、小嚢を爲《つく》りて裹《つつ》み、以て前に嗛《ふく》み、智（知）れば而《すなわ》ち之を出す。

【注釈】

（一）巴叔――「叔」は「菽《シュク》」。菽は、豆の意。巴菽は、巴豆の樹のことを指すと解する。『政和本草』巻一四・木部下品引く『神農本草經』、「巴豆。味辛、溫。主傷寒、溫虐寒熱……湯練五藏六府、開通閉塞、利水穀道、去惡肉、除鬼毒、蠱疰、邪物、殺蟲魚」。

（二）蛇牀――本草名は蛇床《だしょう》。『政和本草』巻七・草部上品之下引く『神農本草經』、「蛇牀子。味苦、平。主婦人陰中腫痛、男子陰痿、濕癢、除痺氣、利關節、癲癇、惡瘡。久服、輕身」。

（三）桂――本文六の注（一）参照。

（四）薑――本文六の注（二）参照。

（五）蕉莢――すなわち「皂莢」。本文六の注（四）参照。

（六）以蠠若棗膏和丸之――これとよく似た文章が「養生方」一〇句、本文二に「以蠠若棗脂和丸、大如指端。」と見えている。「蠠」は「蜜」。『說文解字』、「蠠、蠭甘飴也」。棗膏は、棗の実の果肉からつくる膏《あぶら》。他の成分を混ぜるつなぎに用いる。『金匱要略方論』巻上・肺痿肺癰欬嗽上氣病脈證治第七、「皂莢丸方。皂莢八兩、刮去皮、用酥炙。右一味、末之、蜜丸梧子大、以棗膏和湯、服三丸、日三、夜一服」。棗については、『政和本草』巻二三・果部引く『神農本草經』上品、「大棗。味甘、平。主心腹邪氣、安中養脾、助十二經……和百藥。久服、輕身、長年」。蜜や棗膏をつなぎに用いる例は、『千金要方』巻二七・服食方第六、「餌柏實方。柏子人二升、擣令細、淳酒四升漬、攪之如泥、下白蜜二升、棗膏三升、擣令可丸……」。和は混ぜ合わすこと。『五十二病方』嬰児病癇、「取雷矢三顆、冶、以豬煎膏和之」。

（七）𧄍――「𧄍」は「贛」。贛は、「薏苡《よくい》」（はと麦）の別名。『說文解字』、「贛、艸也。……一曰薏苡」。『政和本草』巻六・草部上品之上引く『神農本草經』、「薏苡仁。味甘、微寒。主筋急拘攣、不可屈伸、風濕痺、下氣。久服、輕身、益氣」。同じく引く『名醫別錄』、「薏苡仁。……一名起實、一名贛」。また、『抱朴子』雜應篇、「吾不能正知左君所施用之事。然歷覽諸方書、有月三服薏苡子、和用三五陰丹」と見える。ここでは薏苡の実ほどの大きさに丸めるということ。

（八）及爲――この句、意味が続きがたい。あるいは一説の指摘するように、「及爲」は「或」字の誤りかもしれない。
（九）嗛――嗛は、ふくむ・ほおばるの意。『説文解字』、「嗛、口有所銜也」。ここでは、陰部にあてる・入れるという意であろう。

【口語訳】

女性の性機能刺激方。巴豆を三、蛇床《だしょう》を二、桂と薑《きょう》をそれぞれ一、皂莢《そうきょう》を四の分量に取り、みなつき砕いて粉末にし、合わせる。蜜または棗の膏《あぶら》で混ぜて丸くする。はと麦ほどの大きさにして、陰部に入れる。（あるいは、）小さな袋を作って包み、陰部に含ませ、感覚があれば取り出す。

本文　一二

●〔約〕。取犬骨(一)燔與蕃石(二)各二、桂(三)彊(四)各一、蕉莢(五)三、皆冶、并合。〔以棗膏(六)〕□□□前、智而出之。

●〔約〕。犬骨の燔けるものと蕃石各おの二、桂、彊《きょう》（薑）各おの一、蕉莢《しょうきょう》三を取り、皆冶し、并合す。〔棗膏を以て〕……前、智（知）れば而《すなわ》ち之を出す。

【注釈】

（一）犬骨――『政和本草』巻一七・獸部中品引く『名醫別錄』牡狗陰莖に「頭骨、主金瘡止血。……日華子云、頭骨燒灰用、亦壯陽黃者佳」と、犬の骨の薬効について述べている。
（二）蕃石――すなわち「礬石」。本文九の注（一）参照。
（三）桂――本文六の注（一）参照。
（四）彊――本文六の注（二）参照。

（五）蕉莢——すなわち「皀莢」。本文六の注（四）参照。

（六）棗膏——本文一一の注（六）参照。

【口語訳】

女性の性機能刺激方。焼いた犬骨と礬石《はんせき》をそれぞれ二、桂と薑《きょう》をそれぞれ一、皀莢《そうきょう》を三の分量に取り、みなつき砕いて粉末にし、合わせる。棗の膏で……陰部を……し、感覚があれば取り出す。

本文　一三

●約。取蕃石、(一)桃毛(二)〔各〕一、巴叔(三)二、〔三〕物皆冶、合。以棗膏和、丸〔之、大〕如贛。入□□□□如孰食頃、(四)卽□□□□□□□□庳中。(五)

●約。蕃石、桃毛〔各おの〕一、巴叔（菽）二を取り、〔三〕物皆冶し、合わす。棗膏を以て和《ま》ぜて、〔之を〕丸め、〔大きさ〕贛《かん》（贛）の如くす。……に入れ……食を孰《に》（熟）る頃の如くし、卽ち……庳中。

【注釈】

（一）蕃石——すなわち「礬石」。本文九の注（一）参照。

（二）桃毛——本文三の注（七）参照。

（三）巴叔——本文一一の注（一）参照。

（四）如孰食頃——「孰」は「熟」。熟食は、煮炊きした食物のこと。『禮記』曲禮上、「獻粟者執右契、獻米者操量鼓、獻孰食者操醬齊、獻田宅者操書致」。『春秋左傳』哀公元年、「在軍熟食者、分而後敢食」。また、食物を煮炊きして食べること。『白虎通』號篇、「謂之燧人何。鑽木燧取火、教民熟食」。「食頃」は、食事をする位の短い時間。『史記』巻七五・孟嘗君列傳、「孟嘗君至關、關法雞鳴而出客、……出如食頃、秦追果至關、已後孟嘗君出、乃還」。ここでは、食物を煮炊きして食べる程度の時間の意に解する。なお、『養生方』「走」にも「入酒中一日一夜、浚去其滓、以汁漬滫飯、如食頃」と「如食頃」の語が見える。

（五）庫中――『説文解字』、「庫、中伏舍。从广卑聲、一日屋卑」。段玉裁注「謂高其兩旁、而中低伏之舍也」。すなわち、両側が高く中央が低い家、あるいは単に低い家の事であるが、ここでは人体中の何処かの部位の比喩であろう。

【口語訳】

女性の性機能刺激方。礬石《はんせき》と桃毛をそれぞれ一、巴豆を二の分量に取り、三物はみなつき砕いて粉末にし、合わせる。棗の膏で混ぜて丸くし、はと麦ほどの大きさにする。……に入れて、煮炊きして食べるほどの時間がたったら、そこで……庫中。

本文　一四

●□痒(一)。羊頭(二)□□□□□□□□□□暴乾(三)、令凝(四)、以以蠠和之(五)、大如□□□□□□指端□

●……痒。羊頭……暴《さら》（曝）して乾し、凝《こ》（凝）らしむ。蠠（蜜）を以て之を和《ま》ぜ、大きさ……の如くし、……指端……

【注釈】

（一）痒――痒には、やまい（『爾雅』釋詁下、「痒、病也」。疏「舍人云、……痒、皆心憂憊之病也」）、できもの（『説文解字』、「痒、瘍也」）、かゆい（癢と同じ。『集韻』上聲・三十六・養、「痒癢、膚欲掻也、或作癢」）などの意味があるが、ここでの意味は不明。整理小組注は『説文解字』を引いて「できもの」の意に解している。

(二) 羊頭――羊頭は、『政和本草』に本草薬として収められていない。『本草綱目』巻五十・獣部、「羊。頭・蹄、氣味、甘、平、無毒。主治風眩瘦疾、小兒驚癇。……療腎虚精竭」。

(三) 暴乾――「暴」は、「曝」と同じ、さらす。暴乾は、日にあてて乾かすこと。『説文解字』、「暴、晞也《かわかす》」。『周禮』天官・染人、「染人掌染絲帛。凡染、春暴練」。鄭玄注「暴練、練其素而暴之」。賈公彥疏「云凡染春暴練者、以春陽時陽氣燥達、故暴曬其練」。

(四) 凝――「凝」字は、整理小組注の指摘するように「凝」字であろう。

(五) 以以靈和之――整理小組注に従い、下の「以」字は衍字と見て訓読では、削除する。「靈」字は本文一一の注(六)参照。

【口語訳】

……痒。羊頭……日に曝《さら》して固まらせる。蜜で混ぜて、……ほどの大きさにし、……指端……

本文 一五

〔●〕□□□□□□□□□□□□中、女子樂、欲之。

〔●〕……中、女子樂しみ、之を欲す。

【口語訳】

……中、女性は楽しんで、これを望む。

本文 一六

〔●〕◪(一)

〔●〕……

【注釈】

（一）整理小組注「帛書はこの行以下が欠損していて、行数は不明である」。

本文　一七

〔●〕⧄之。

〔●〕……之。

本文　一八

〔●〕⧄皆等、并合。陰⧄最、入前〔中、女〕子甚樂、欲之。

〔●〕……皆等しくし、并合す。陰……最〔撮〕、前〔中に〕入るれば、〔女〕子甚だ樂しみ、之を欲す。

【口語訳】

……みな同量に取り、合わせる。陰〔干しして〕……〔三本の指先でつまんだ量〕を、陰部に入れると、女性は非常に楽しんで、これを望む。

本文　一九

〔●〕⧄半、皆治、幷合。大如□、置善鬻(一)⧄

〔●〕……半、皆治し、幷合す。大きさ…の如くし、善き鬻（粥）……置き……

【注釈】

（一）善鬻――「鬻」は「粥」。うすいおかゆのこと。『說文解字』、「鬻、健《かゆ》也」。『爾雅』釋言、「鬻、糜《かゆ》也」。郭璞注「淖糜」（どろどろしたかゆ）。「粥」字は、段注に「鬻作粥者、俗字也」というように「鬻」の俗字。なお、「粥」については、『禮記』檀弓上、「哭泣之哀、齊斬之情、饘粥之食、自天子達」。孔穎達疏「厚曰饘、希曰粥、朝夕食米一溢、孝子以此爲食」。

【口語訳】

……半、みなつき砕いて粉末にし、合わせる。…ほどの大きさにし、よい粥……置き……

本文　二〇

〔●〕⧄美醯(一)□、食、先來□□□□不過三食⧄

〔●〕……美《うま》き醯《けい》…、食らい、先來……、三食を過ぎず……

【注釈】

（一）醯――「醯」は「酢」。本文三の注（五）参照。

【口語訳】

……上質の酢……、食べて、前からの……、三食以上は食べない……

本文　二一

〔●〕▨三寸、燔治□□□□、如〔食〕頃▨(一)

〔●〕……三寸、燔きて治し……、〔食〕頃の如くし、……

【注釈】

(一) 整理小組注「帛書はこの行以下が欠損していて、行数は不明である」。

【口語訳】

……三寸、焼いてつき砕いて粉末にし……、食事するほどの時間がたったら……

本文　二二

□□□□而熱□□□□□□□□□□□□□□□□□□□□□□□已、取其□家□□□□□□□□三日□□□□□□□□□□□□□□。節其汚者不〔能〕三指小最(一)亦可。已試。

……して熱し……已、其の……家の……を取り……三日……。節〔卽〕ち其の汚る者は、三指小最〔撮〕なること〔能わ〕ざるも亦た可なり。已《すで》に試みき。

【注釈】

（一）三指小最――三指撮については、本文二の注（六）参照。三指小撮は、三本の指先で少なめにつまんだ量を指す。

【口語訳】

……して熱して……、その…家の……を取り、……三日……。もし汚れているものであれば、三本の指先で少なめにつまんだ量に満たなくてもかまわない。すでに試してみた。

本文　二三

〔●〕禹臧貍包圖法（一）。貍包、避小時大時所在（二）、以產月、視數多者貍包□（三）。字者巳（四）、卽以流水及井水清者（五）、孰洒軟（六）其包、孰捉（七）、令毋汁。以故瓦甗毋無者盛（八）、善密蓋以瓦甌（九）、令蟲勿能入。貍清地陽處（一〇）久見日所。使嬰兒良心智、好色（一一）、少病。

〔●〕禹臧（藏）貍（埋）包（胞）圖法。包（胞）を貍（埋）むるに、小時と大時の在る所を避け、產み月を以て、數多き者を視て包（胞）を貍（埋）む…。

字《う》む者已《ことお》われば、卽ち流水及び井水の清き者を以て、其の包（胞）を孰《よ》（熟）く洒《あら》い軟《すす》（澣）ぎ、孰（熟）く捉《にぎ》り、汁毋（無）からしむ。故《ふる》き瓦甗《がげん》の無《よご》（蕪）れ毋（無）き者を以て盛り、善く密に蓋《ふた》するに瓦甌《がおう》を以てし、蟲をして能く入ること勿からしむ。清地の陽處にして久しく日を見る所に貍（埋）む。嬰兒をして心智を良くし、好色にして、病少なからしむ。

【注釈】

（一）禹臧貍包圖法――「禹藏埋胞圖法」のこと。新生児の胞衣《えな》をある決まった方位の地に埋め、子供の長寿を願う方法。馬王堆帛書の『胎産書』には、実際に埋める方位を知るために作られたと思われる「南方禹藏圖」が付属している。なお、『醫心方』巻二三・藏胞衣料理法第一五引く『産經』には「凡欲藏胞衣、必先以清水好洗子胞、令清潔。以新瓦甕、其蓋亦新。畢乃以眞絳繒裹胞、訖取子貢錢五枚、置甕底中羅列、令文上向乃已。取所裹胞、盛内甕中、以蓋覆之、周密涅封、勿令入諸蟲畜禽獸得食之。畢案隨月面、以陽人使埋之。掘深三尺二寸、堅築之。不欲令復發故耳。能順從此法者、令兒長生鮮潔、美好方高、心善聖智富貴也」とよく似た内容が述べられている。また、同じく引く『産經』に「數數失子藏胞衣法。昔禹於雷澤之上、有一婦人悲哭而來、禹問其由。答曰、妾數生子而皆夭死、一無生在、故哀哭也。禹敎此法、子皆長壽、無復夭失也」とあり、この方法が、禹によって始められたという伝説が記されている。

（二）小時大時――小時は、子供が生まれた月の月建（北斗七星の斗柄が指している方角）が指す方位。大時は、生まれた月に歳星（木星）が在る方位。『淮南子』天文訓、「斗杓爲小歲、咸池爲太歲……大時者咸池也、小時者月建也」。また、『外臺祕要』巻三五・攘謝法、「大時者兑神、小時北斗使者」。『流沙墜簡』吉凶宜忌殘簡、「正月大時在東方善卯、小時丑在東方善寅」。

（三）視數多者貍包□――『胎産書』にある「南方禹藏圖」のような図を見て、その中の数が一番多い方位に胞衣を埋めるということであろう。

（四）字――「字」は、生む、出産すること。『說文解字』、「字、乳也」。段玉裁注「人及鳥生子曰乳、獸曰犍」。『政和本草』巻十四・木部下品に引く『名醫別錄』に「蜀椒、大熱有毒。除六腑寒冷、……宿食腸澼、下痢洩精、女子字餘疾」とある。

（五）井水――井水については、『政和本草』巻五・玉石部下品引く『嘉祐本草』、「井華水。味甘、平、無毒。主人九竅大驚出血、以水噀面。亦主口臭。正朝含之、吐弃廁下、數度卽差。又令好顏色。和朱砂服之。又堪錬諸藥石。投酒醋、令不腐。洗目膚瞖、及酒後熱痢。與諸水有異、其功極廣。此水井中平旦第一汲者」。

（六）孰洒較――「孰」は「熟」。熟は、よく・充分にの意。『論衡』率性篇、「試取東下直一金之劍、更熟鍛錬、足其火齊其銛、猶千金之劍也」。『醫心方』巻二三「藏胞衣料理方第十五」引く『産經』、「凡欲藏胞衣、必先以清水好洗子胞、令清潔、以新瓦瓮、其蓋亦新」。洒は、洗う。「較」は「澣」。澣は、濯《そそ》ぐ。『說文解字』、「洒、滌也」「澣、濯垢衣也」。『胎産書』にも「凡治字者、以清水孰澣胞……。一曰、必熟洒澣胞、又以洒澣……小……以瓦甌、毋令蟲蟻能入。而……見日所。使嬰兒無疕、曼理壽□」と同様の事柄を述べる。

（七）捉――捉は、とる・握る。『説文解字』、「捉、搤也、从手足聲、一曰握也」。

（八）瓦甗毋無者――甗は、古代の炊器の一種。青銅製あるいは陶製。上下二層になっており、上部は甑《こしき》、下部は鬲《かなえ》で、上部で蒸し下部で煮ることができる。『周禮』考工記・陶人、「陶人爲甗、實二鬴《ふ》、厚半寸、唇寸」。鄭玄注「量六斗四升曰鬴」。鄭司農云、甗、無底甑」。「無」は「蕪」。蕪は、荒れ果てていること。『國語』周語下、「田疇荒蕪、資用乏匱」。韋昭注「荒虚也、蕪穢也」。転じて、汚れるの意に使う。『醫心方』巻二三「藏胞衣料理方第十五」引く『產經』、「先以水洗胞令清潔訖、復用清酒洗胞、以新瓦甕盛胞、取鷄鶵一枚、以布若繒纏鶵、置胞上、以瓦蓋其口理之」。

（九）甌――小さな鉢。『説文解字』、「甌、小盆也」。

（一〇）清地陽處――整理小組注は「清地」を「靜地」と読み替えているが、「清浄な土地」と文字通りにとっても意味は通じると思われる。陽處は、日のあたる場所。『尙書』禹貢、「既修太原、至于岳陽」。傳「山南曰陽」。正義「山南見日、故山南曰陽」。また、『醫心方』巻二三・藏胞衣吉方第十八引く『產經』、「又雖爲壽處、必得高燥向陽之地、能者壽長智高、富貴無極也」。

（一一）良心智好色――「心智」は、智慧、才知のこと。『韓非子』亡徵篇、「辭辯而不法、心智而無術、主多能而不以法度從事者、可亡也」。『呂氏春秋』任數篇、「耳目心智、其所以知識甚闕、其所以聞見甚淺」などと見える。「好色」の「好」は、みめよいの意であるが、ここでは顔色がよいという意味を含んでいると解する。『禮記』大學、「所謂誠其意者、毋自欺也、如惡惡臭、如好好色、此之謂自謙」。『經典釋文』、「好好、上呼報反、下如字」。『新語』本行篇、「夫人之好色、非脂粉所能飾、大怒之威、非氣力所能行也」。また、注（一）に引いた『產經』にも「能順從此法者、令兒長生鮮潔、美好方高、心善聖智富貴也」と言う。

【口語訳】

禹が伝えた胞衣《えな》を埋めるための図法。胞衣を埋めるときは、小時（子供が生まれた月に北斗七星の斗柄が指す方位）と大時（生まれた月に歳星が在る方位）を避け、生まれた月（の図）を調べて、（図に記載されている数字の中で）数が一番多い方角を選んで、胞衣を埋める。

出産しおわったら、流れる水または清らかな井戸水で胞衣をよく洗い濯ぎ、よく絞って水気をきる。古い汚れのない素焼きのこしきに胞衣を入れ、素焼きの小さな鉢でしっかりと蓋をして密閉し、虫が中に入らないようにする。清浄な土地の日当たりのよい場所で、終日日の当たる所に埋める。嬰児が聡明になり、顔色も好く、病気にあまりかからないようになる。

本文　二四

●益内利中。(一)取醇酒(二)半桮、溫之勿熱。毀雞卵、注汁酒中、撓(三)、飲之。恆以旦未食時飲之。始飲、飲一卵、明日飲二卵、〔明日〕飲三卵。其明日復飲二卵、明日飲一卵。恆到三卵而〔却、却(四)〕到一卵復〔益〕。

●益内利中。醇《じゅん》酒半桮(杯)を取り、之を溫むるも熱くすること勿かれ。雞卵を毀《こぼ》ち、汁を酒中に注ぎ、撓《かきま》ぜ、之を飲む。恆に旦の未だ食らわざる時を以て之を飲む。始めて飲むに、一卵を飲み、明日二卵を飲み、〔明日〕三卵を飲む。其の明日に復た二卵を飲み、明日一卵を飲む。恆に三卵に到りて〔却《しりぞ》き、却きて〕一卵に到れば復た〔益す〕。

【注釈】

(一)益内利中――「益内」と「利中」は、ともに体内の気を増やし養う意であろう。「益内」の語は、『黃帝内經素問』痺論篇に「諸痺不已、亦益内也。其風氣勝者、其人易已也」と見える。「利中」の「利」は、養う・益すの意味に解する。『荀子』榮辱篇、「以治情則利、以爲名則榮」。楊倞注「利、益也」。『後漢書』羊續傳第二一、「候民病利、百姓歡服」。李賢注「損於人曰病、益於人曰利」。「中」は、体内の臓器の活動の原動力となる中気と解する。『黃帝内經素問』脈要精微論篇、「五藏者、中之守也、中盛藏滿、氣勝傷恐者、聲如從室中言、是中氣之濕也」。王冰注「中謂腹中、盛謂氣盛、藏謂肺藏、……夫腹中氣盛、肺藏充滿、氣勝息變、善傷於恐、言聲不發、如在室中者、皆腹中有濕氣乃爾也」。

(二)醇酒――濃くてよい酒のこと。『說文解字』、「醇、不澆《そそがざる》酒也」。段玉裁注「凡酒、沃之以水則薄、不雜以水則曰醇」。『史記』卷三八・宋微子世家、「宋萬奔陳。宋人請以賂陳。陳人使婦人飲之醇酒、以革裹之、歸宋」。

（三）撓——撓は、かきまぜる・攪拌するの意。本文三の注（八）参照。
（四）恆到三卵而却——「却」は、「卻」の俗字、退くの意。ここでは整理小組注の指摘するように「数を減らす」の意であろう。『漢書』巻二五下・郊祀志下、「楚懷王隆祭祀、事鬼神、欲以獲福助、卻秦師」。顔師古注「卻、退也」。

【口語訳】

体内の気を養い増やす方。濃くてよい酒半杯を取り、温めても熱くしてはいけない。鶏卵を割って汁を酒中に注ぎ、かきまぜてそれを飲む。いつも朝の食事前に飲む。始めて飲む時は一卵を飲み、明日は二つ、その次の日は三つ飲む。その次の日はまた二つを飲み、次の日は一つを飲む。いつも三つになったら数を減らし、一つになったらまた数を増やす。

本文　二五

●恆以八月二月朔日（一）始服、飲□□□□□。〔服〕之二時（二）、使人面不焦（三）、口脣不乾、利中益内。●恆服▨

●恆に八月と二月の朔日を以て始めて服し、……を飲む。之を二時に〔服すれば〕、人面をして焦《やつ》れず、口脣乾かず、中を利し内を益さしむ。●恆に服すれば……

【注釈】

（一）朔日——朔は、陰暦で月の第一日のこと。『說文解字』、「朔、月一日始蘇也」。段玉裁注「日部曰、晦者月盡也、盡而蘇矣」。また、『尚書』舜典、「正月上日、受終于文祖」。傳「上日、朔日也」。正義「月之始日、謂之朔日」。
（二）二時——時は、季節の意味。『說文解字』、「時、四時也」。段玉裁注「本春秋冬夏之稱」。『漢書』匈奴傳下、「近不過旬月之役、遠不離二時之勞」。顔師古注「三月爲一時」。二時は、二つの季節のこと。

（三）不焦――「焦」の本義は、『說文解字』に「焦、火所傷也」とあるように、物が火に焼かれて焦げることであるが、ここでは皮膚が乾燥し生気が枯渇してやつれるという意味であろう。『黄帝内經素問』上古天眞論篇、「女子七歳、腎氣盛、齒更發長。……五七、陽明脈衰、面始焦、髮始墮。六七、三陽脈衰于上、面皆焦、髮始白。……（丈夫）六八、陽氣衰竭于上、面焦、髮鬢頒白」。「面焦」の対語は、「面澤《つややか》」である。したがって、人面不焦とは、面貌がやつれない、老け込まないということである。

【口語訳】

いつも八月と二月の月初めの日に始めて服用し、……を飲む。二つの季節に服用すれば、面貌は老け込まず、脣は乾かず、体内の精気を養い増大させる。つねに服用すれば……

本文　二六

〔●〕□□□加醴。（一）取智□□□□□□□□□□□□□□□□□□□□□□□□□□□□□□□□□□□□□
□□□□□□□□□□□□□□□□□□□□□□□□□□□□□□□□□□孰□小多□□升煮□□下□其上
□□□□□□□□□□□以爲五升。以五物與薛□根（二）（三）（四）裝甗中、取下贛汁（五）□□□□□□□□□□其味盡而已。
卽煮其汁、壹覂而成醴。卽稍飲之、以□身□□□□□□□□內、兼中多精汁、便身▨

〔●〕……醴《れい》を加う。智……を取り、……孰……小（少）多……升煮……下……其の上……、以て五升と爲す。五物と薛……根を以て甗《げん》中に裝《おさ》め、下の贛《かん》汁を取り、……其の味盡くれば而《すなわ》ち已《や》む。卽ち其の汁を煮て、壹《ひと》たび覂（沸）して醴を成す。卽ち稍《ようや》く之を飲み、以…身……内、兼ねて中に精汁多く、便《すなわ》ち身は………

本文　二七

⧄問(一)⧄(二)

【口語訳】

……甘酒を加え、智……を取り、……孰…少多……升煮……下…其上、五升とする。五物と薜《へい》（茘《り》）の根をこしきの中に入れ、下の薬酒の汁を取り、……その味が尽きたら止める。そこで、その汁を煮て、一度沸騰させて甘酒を作る。そこで少しずつ甘酒を飲み、以…身……内、合わせて中に精汁が多ければ、すぐに身は……

【注釈】

（一）醴――醴は、甘酒。『周禮』天官・酒正、「辨五齊之名、一曰泛齊、二曰醴齊……」。鄭玄注「醴猶體也、成而汁滓相將、如今恬（甜）酒矣」。また『漢書』巻三六・楚元王傳、「穆生不耆酒、元王毎置酒、常爲穆生設醴」。顔師古注「醴、甘酒也。少麴多米、一宿而熟、不齊之」。

（二）薜□根――「薜□根」は、「薜茘根」のことか。薜茘《へいり》は、蔓生の香草。『楚辭』離騷、「貫薜茘之落蘂」。王逸注「薜茘、香草也。縁木而生」。後世の本草書は、木蓮の別名とする。『政和本草』巻七・草部上品之下・絡石に引く陳藏器『本草拾遺』、「薜茘夤縁樹木。三五十年、漸大枝葉繁茂。葉圓、長二三寸、厚若石韋。生子、似蓮。……一名木蓮」。『本草綱目』巻一八、「木蓮。釋名、薜茘、木饅頭、鬼饅頭。氣味、甘、平、濇、無毒。主治、壯陽道、尤勝。固精消腫、散毒止血、下乳、治久痢腸痔、心痛陰癩」。

（三）裝――「裝」は、蔵する・おさめる。『文選』巻四三・北山移文、「敲扑喧囂犯其慮、牒訴倥偬裝其懷」。

（四）甗――甗は、古代の炊器の一種。本文二三の注（八）参照。

（五）贛汁――整理小組注は「贛《かん》」を「⿰𠦝酓《かん》」の仮借字とする。⿰𠦝酓は、酒に段々としみこんでいき、味が濃くなって苦くなること。転じて、ここでは苦い薬酒を指しているのであろう。『說文解字』、「⿰𠦝酓、酒味淫也」。段玉裁注「淫者、浸淫隨理也。謂酒味淫液深長」。あるいは、「贛」は「藾《かん》」の仮借か。「藾」は、「薏苡《よくい》」の別名。本文一一の注（七）参照。

……閅《ひら》き……

【注釈】

（一）閅――「閅」には、「大いに開ける」と「大きい盃」の両義がある。ここでは、便宜上「ひらく」と読んでおく。『說文解字』、「閅、大開也」。『方言』五、「……桮也。……其大者謂之閅」。

（二）整理小組注「本行と下行の前後はともに欠損していて、行数は不明である」。

【口語訳】

（訳文省略）

本文　二八

〼中飲□𥝩〼

……中飲……𥝩……

【口語訳】

（訳文省略）

本文　二九

〼曰〼

……曰わく……

【口語訳】

（訳文省略）

本文　三〇

〔●〕□□來到蜮(一)□□□□□□□□□名曰女羅(二)、委□□□□□□□□□之柧柜(三)□□□□□□□□□□□羿(四)使子毋□□□□□□□□徒、令蜮毋射。

〔●〕……來到蜮《よく》……名づけて女羅《じょら》と曰う。委……之柧柜《こきょ》……羿《げい》は子をして……毋からしめ……徒、蜮をして射《さ》すこと毋からしむ。

【注釈】

（一）蜮――人間に毒気または砂を吹きかけて害をなす動物。短狐・射工・射影とも称する。『左傳』莊公一八年、「秋有蜮」。杜預注「蜮、短狐也、蓋以含沙射人爲災」。『詩經』小雅・何人斯、「爲鬼爲蜮、卽不可得」。毛傳「蜮、短狐也」。正義「洪範五行傳云、蜮如鼈三足、生於南越。南越婦人多淫、故其地多蜮、淫女或亂之氣所生也。陸機疏云、一名射影、江淮水皆有之、人在岸上、影見水中、投人影則殺之、故曰射影。南人將入水、先以瓦石投水中、令水濁然後入。或曰含沙射人皮肌、其瘡如疥是也」。『說文解字』、「蜮、短狐也。似鼈三足、以氣射害人」。『抱朴子』登涉篇、「又有短狐。一名蜮、一名射工、一名射影、其實水蟲也。狀如鳴蜩、狀似三合盃。有翼能飛、無目而利耳。口中有横物角弩、如聞人聲、緣口中物如角弩、以氣爲矢、則因水而射人。中人身者卽發瘡、中影者亦病、而不卽發瘡。不曉治之者殺人。其病似大傷寒、不十日皆死」。『諸病源侯論』卷二五・射工侯、「江南有射工毒蟲。一名短狐。一名蜮。常在山澗水内。此蟲口内有横骨、狀如角弓、其蟲形正黑、狀如大蜚。生齧髮而有雌雄者、口邊兩角、角端有椏、能屈伸。冬月竝在土内蟄、其上氣蒸休休、冬月有雪落其上不凝。夏月在水内、人行水上、及以水洗浴、或因大雨潦時、仍逐水便流入人家、或遇道上牛馬等跡内卽停住、其含沙射人影便病。初得時或如傷寒、或似中惡、或口不能語、或身體苦强、或惡寒熱、四支拘急、頭痛骨悁、屈伸張口欠㰦、或清朝小蘇、晡夕則劇、劇者不過三日、則齒間有血出、不卽治殺人」。また、『葛仙翁肘後備急方』巻七・治卒中射工水弩毒方第六十五に、蜮に刺された時の解毒方の処方を述べている。

（二）女羅——「女蘿」とも書く。「菟絲《とし》」の別名とする説と、「松蘿《しょうら》」の別名とする説の二説がある。『詩經』小雅・頍弁「蔦與女蘿、施于松柏」。毛傳「女蘿、菟絲松蘿也」。菟絲説は、この『詩經』・頍弁正義、「陸機疏云、今菟絲蔓連草上、生黄赤如金、今合藥菟絲子是也。非松蘿。松蘿自蔓松上、生枝正青、與菟絲殊異、事或當然」。『楚辭』九歌・山鬼、「若有人兮山之阿、被薜茘兮帶女羅」。王逸注「女羅、兔絲也」。『爾雅』釋草、「唐、蒙、女蘿。女蘿、菟絲」。なお「菟絲」は、『政和本草』巻六・草部上品之上引く『神農本草經』、「菟絲子。味辛、平。主續絕傷、補不足、益氣力、肥健、汁去面䵟。久服、明目、輕身、延年。一名菟蘆」。松蘿説は、『政和本草』巻一三・木部中品引く『神農本草經』、「松蘿。味苦、平。主瞋怒邪氣、止虛汗頭風、女子陰寒腫痛。一名女蘿」。本条の女羅がどちらに相当するのかは不明。

（三）柧柜——「柧」は、かど、あるいは、かどのある木を言うか。『説文解字』、「柧、棱也」。柜は、こぶやなぎの木か。『説文』、「柜、柜木也」。段玉裁注「按柜《きょ》、今俗作欅《きょ》」。『政和本草』巻一四・木部下品引く『名醫別錄』に「欅樹皮。大寒、主時行頭痛、熱結在腸胃」と「欅樹」の処方がある。

（四）羿——伝説上の人物で弓矢の名手。太陽が十個現われて日照りとなり、穀物を枯らしたので、そのうちの九個を射落としたとされる。『淮南子』本經訓、「逮至堯之時、十日竝出、焦禾稼殺草木、而民無所食。……堯乃使羿誅鑿齒於疇華之野、……上射十日而下殺猰㺄……萬民皆喜、置堯以爲天子」。『山海經』巻九・海外東經・黒齒國、「一日居上枝」。郭璞注「淮南子亦云、堯乃令羿射十日、中其九日、日中烏盡死。離騷所謂羿焉畢日、烏焉落羽者也」。

【口語訳】

……がやって来て蜮《よく》……名づけて女羅《じょら》という。委……の柧柜《こきょ》……羿《げい》は子供に……させないようにし……徒、蜮に刺させないようにする。

本文　三一

●〔令〕蜮毋射。卽到水、撮米投之。

●蜮《よく》をして射《さ》すこと毋〔からしむ〕。卽ち水に到れば、米を撮《つま》みて之に投ず。

【口語訳】

蜮《よく》に射《さ》させない方。水辺に来たら、米を撮んで投げいれる。

本文　三二

●一曰、毎朝啜(一)禁(二)二三果、及服食之。

●一に曰わく、毎朝禁《だい》二三果（顆）を啜《くら》い、服するに及びて之を食らう。

【注釈】

（一）啜――啜は、すする・くらう。『爾雅』釋言、「啜、茹《くらう》也」。郭璞注「啜者拾食」。

（二）禁――整理小組注は「禁」を「柰」とする。「柰《だい》」は、「奈」の本字。『說文解字』、「柰、柰果也」。『政和本草』巻二三・果部引く『名醫別錄』、「柰。味苦、寒。多食、令人臚脹、病人尤甚」。陶弘景本草集注「江南乃有、而北國最豐」。

【口語訳】

一方。毎朝柰《だい》を二三個食べる。それを食べるときに食事もする。

本文　三三

〔●〕一曰、每朝啜闌實（一）三、及（二）啜陵䬸（三）。

〔●〕一に曰わく、毎朝闌（蘭）の實三を啜《くら》い、及《とも》に陵《りょう》（菱）䬸《き》（芰）を啜う。

【注釈】

（一）闌實――「闌」は「蘭」。「蘭實」については本草書に見えない。あるいは「藍實」の仮借であろうか。その薬效については、『政和本草』巻七・草部上品之下引く『神農本草經』、「藍實。味苦、寒。主解諸毒、殺蠱蚑、疰鬼螫毒。久服、頭不白、輕身」。虫さされの解毒作用があるという。

（二）及――『詩經』邶風・谷風、「德音莫違、及爾同死」。鄭玄箋「及、與也」。

（三）陵䬸――「陵䬸」は、「菱芰《りょうき》」の仮借。『政和本草』巻二三・果部引く『名醫別錄』、「芰實。味甘、平、無毒。主安中、補五藏、不飢、輕身。一名菱」。『爾雅』釋草、「蔆、蕨攈」。郭璞注「蔆蕨、水中芰」。邢昺疏「釋曰、蔆一名蕨攈。郭云、蔆、今水中芰者。字林云、楚人名蔆曰芰、可食。國語曰、屈到嗜芰、俗云蔆角、是也」。

【口語訳】

一方。毎朝蘭の実三つを食べ、いっしょに菱芰《ひし》の実を食べる。

本文　三四

〔●〕一曰、服見（一）、若以緡衣（二）。

〔●〕一に曰わく、見《けん》を服《つ》け、若しくは以て衣に緡《つ》（綴）く。

【注釈】

（一）服見――整理小組注は「見」を「絸《けん》」（繭の古字）と解する。『說文解字』、「繭、蠶衣也」。「絸、古文繭」。服は、身につけること。『呂氏春秋』孟春紀、「衣青衣、服青玉」。高誘注「服、佩也」。『呂氏春秋』順民、「服劍臂刃、變容貌、易名姓」。高誘注「服、帶。臂、手」。「繭」については、『本草綱目』巻三九・蟲、「蠶繭。氣味、甘、溫、無毒。主治、燒灰酒服、治癰腫無頭、次日即破。又療諸疳瘡、及下血、血淋、血崩。煮汁飲、止消渴反胃、除蚘蟲」。

（二）綹衣――「綹」は「綴」。綴は、つける、むすぶ。『說文解字』、「綴、合著也」。段玉裁注「聯之以絲也」。また、『詩經』商頌・長發、「受小球大球、爲下國綴旒」。鄭玄箋「綴猶結也」。

【口語訳】

一方。繭を身につける、あるいは着物につける。

本文　三五

●一曰、衣赤纚衣（一）及黑涅衣（二）、屯以馬斄（三）、若以□及□補夜。

●一に曰わく、赤纚《し》衣及び黑涅《でつ》衣を衣《き》て、屯《ふちかざり》（純）は馬斄《り》を以てし、若しくは…及び…を以て夜《わき》（腋）を補う。

【注釈】

（一）赤纚衣――『玉篇』巻二七・絲部、「纚、粗細經緯不同者」。『說文解字』は「纚」に作る。纚は、繭から紡ぎだした粗い絹絲で織った布、つむぎ。『說文』、「纚、粗緒也」。段玉裁注「粗者疏也、粗緒蓋亦繒名。……玉裁按蓋今之綿紬」。赤纚衣は、粗い絲を赤く染めて帛布を織り、それで作った衣服のことであろう。

（二）黑涅衣――「涅」は、「礬石」、すなわち「明礬」のこと。「明礬」については、本文九の注（一）を参照。黒色に染めるのに用い

る。黒涅衣は、明礬で黒く染めた衣服のこと。『論語』陽貨篇、「不曰堅乎、磨而不磷。不曰白乎、涅而不緇」。集解「涅、可以染皂。言至堅者、磨之而不薄、至白者、染之於涅而不黒」。『淮南子』俶眞訓、「今以涅染緇、則黒於涅、以藍染青、即青於藍」。高誘注「涅、礬石也」。

（三）屯以馬豢——「屯」は「純」。「純」は、服の縁飾り。『儀禮』既夕禮、「緇純」。鄭玄注「飾衣曰純、謂領與袂」。『爾雅』釋器、「(衣)緣謂之純」。郭璞注「衣緣飾也」。「豢」は、堅くて曲がった毛のこと。『說文解字』、「豢、强曲毛也、可以箸起衣」。『漢書』卷九九中・王莽傳、「好厚履高冠、以氂裝衣、反膺高視、瞰臨左右」。顏師古注「毛之强曲者曰氂、以裝褚衣中、令其張起也。氂音力之反、字或作豢、音義同」。つまり、馬の毛を縁飾りに用いた服のこと。

【口語訳】

一方。赤い絹の服と黒い色の服を着て、堅くて曲がった馬の毛で縁飾りをするか、あるいは…と…で腋を補うようにする。

本文　三六

●一曰、以田暘豕邋(一)屯衣(二)、令蜮(三)及虫蛇(四)蛇弗敢射。

●一に曰わく、田暘《じょう》の豕《し》邋《りょう》の屯（純）衣を以てすれば、蜮《よく》及び虫蛇《きだ》をして敢えて射《さ》さざらしむ。

【注釈】

（一）田暘豕邋——「暘」は、「場」であろう。『集韻』平聲三・十、「場、……或作場・暘・蝪」。『說文解字』、「場、祭神道也。一曰山田不耕者、一曰治穀田也」。段玉裁注「田部云、暘不生也。場與暘義相近」。田場は、原野、荒れ地の意であろう。豕は、いのしし。『說文』、「豕、彘也。竭其尾、故謂之豕。象毛足而後有尾」。「邋」は、整理小組注が指摘するように「鬣《りょう》」字と思われる。『廣雅』釋器、「鬣、毛也」。『禮記』曲禮下、「凡祭宗廟之禮、牛曰一元武大、豕曰剛鬣」。正義「豕肥則毛鬣剛大也」。したがって、豕邋は、いのししの毛のことと解する。

（二）屯衣――「屯」は「純」。純衣には、絹織物で作った色彩の純一な、士の祭服という意味があるが、ここでは縁飾りした衣服と解する。本文三五の注（三）参照。

（三）蜮――本文三〇の注（一）参照。

（四）虫蛇――「虫」は、まむしのこと。『説文解字』、「虫、一名蝮、博三寸、首大如擘指、象其臥形」。『爾雅』釋魚、「蝮、虺。博三寸、首大如擘」。郭璞注「身廣三寸、頭大如人擘指、此自一種蛇、名爲腹蛇」。「虫蛇」も、まむしの意。また、「蛇」が二字書かれているが、整理小組注に従い、一字は衍字と解して訓読では削除する。

【口語訳】

一方。原野にいる猪のたてがみで縁飾りした服を着れば、蜮《よく》やまむしに刺させなくさせることができる。

本文　三七

●卽（一）不幸爲蜮虫蛇蠭射者、祝（二）、唾之三、以其射者名名之、曰、某、女弟兄五人、某、索（三）智其名。而（四）處水者爲鮫（五）、而處土者爲蚑（六）、棲木者爲蠭蠆斯（七）、蜚而之荊南者（八）爲蜮。而晉（九）□未□。壐妶爲宗孫（一〇）。某、賊（一一）。壐不使某之病已、且復（一二）□□□□□□□□□□□□□。

●卽《も》し不幸にして蜮《よく》、虫蛇《きだ》、蠭《ほう》（蜂）の射《さ》すところと爲る者は、祝（呪）して、之に唾すること三たび、其の射す者の名を以て之に名づけて、曰わく、某《それがし》、女《なんじ》（汝）の弟兄五人、某、索《ことごと》く其の名を智（知）れり。而《なんじ》（汝）水に處る者は鮫《た》爲り、而《なんじ》（汝）土に處る者は蚑《き》爲り、木に棲む者は蠭（蜂）、蠆斯爲り、蜚（飛）びて荊南に之《ゆ》く者は蜮《よく》爲り。而《なんじ》（汝）晉（箭）…未だ…ず。壐《なんじ》（爾）宗孫と爲さ妶《し》（敎）めん。某、賊《そこな》えり。壐《なんじ》（爾）某の病をして已《い》えしめざれば、且《まさ》に復た……。

【注釈】

（一）卽——卽は、もし。『左傳』昭公十二年、「示子服惠伯曰、卽欲有事、何如。惠伯曰、吾嘗學此矣。忠信之事則可、不然必敗、外彊内温忠也」。『漢書』巻九五・西南夷傳、「卽以爲不毛之地、亡用之民、聖王不以勞中國」、顔師古注「卽猶若也」。

（二）祝——「祝」は、「呪」と同じ。呪文を唱えて病気の癒えるのを願うこと。「祝由」とも言う。『尚書』無逸、「民否則厥心違怨、否則厥口詛祝」、正義「詛祝謂告神明令加殃咎也。以言告神謂之祝、請神加殃謂之詛」。『黃帝内經素問』移精變氣論篇、「故毒藥不能治其内、鍼石不能治其外、故可移精祝由而已」。王冰注「靜保天眞、自無邪勝、是以移精變氣、無假毒藥、祝說病由、不勞鍼石而已」。

（三）索——索は、尽、ことごとくの意。『史記』巻一二六・淳于髡傳、「淳于髡仰天大笑、冠纓索絕」。索隱「索訓盡、言冠纓盡絕也」。

（四）而——「而」は、「汝《なんじ》」。『詩經』大雅・桑柔、「嗟爾朋友、予豈不知而作」。鄭玄箋「而猶女也。我豈不知女所行者、……」。正義「我豈不知汝之所行者……」。

（五）鮁——「鮁」は、何の虫か不明。あるいは「蚑《き》」の仮借か。蚑は、水蛭の別名。『政和本草』巻二二・蟲魚部下品引く『名醫別錄』、「水蛭。味苦、微寒、有毒。又墮胎。一名蚑、一名至掌。生雷澤池澤」。

（六）蚑——この「蚑」は、注（五）に言う「水蛭」の別名とは考えられない。水蛭の『新修本草』の注記には「此物有草蛭・水蛭、大者長尺也。……並能咂牛馬人血。今俗多取水中小者用之、大效。不必要須食人血滿腹者。其草蛭在深山草上、人行卽傳著脛股不覺、遂於肉中產育、亦大爲害、山人自有療法也」とある。また、『政和本草』巻二二に引く『本草圖經』には「水蛭、生雷澤池澤、今近處河池中多有之。……有數種、生水中者名水蛭。亦名馬蟥。生山中者名石蛭。生草中者名草蛭。生泥中者名泥蛭。竝皆著人及牛馬股脛閒、齧咂其血、甚者入肉中產育、爲害亦大」と言う。おそらく、鮁・蚑はそれぞれ水蛭・草蛭を指すのであろう。

（七）蠽斯——蛅斯《ぜんし》（けむし）のこと。『爾雅』釋蟲、「螺、蛅蟴」。郭璞注「載屬也、今靑州人、呼載爲蛅蟴」。『政和本草』巻二二・蟲魚部下品引く『神農本草經』、「雀甕。味甘、平。主小兒驚癇、寒熱結氣、蟲毒鬼疰」。同じく引く『名醫別錄』、「雀甕、……蛅蟖房也」。同じく引く陶弘景『本草經集注』、「蛅蟖、蚝蟲也。此蟲多在石榴樹上、俗爲蚝蟲、其背毛亦螫人。生卵、形如雞子、大如巴豆、今方家亦不用。此蚝、一作載爾」。

（八）蜚而之荊南者——「蜚」は、「飛」の仮借。『文選』巻四八・司馬相如・封禪文、「蜚英聲騰茂實」。李善注「蜚、古飛字也」。また、『莊子』秋水、「夫折大木、蜚大屋者、唯我能也」の文章を、『文選』巻五五・陸機「演連珠」、「震風洞發、則夏屋有時而傾」に引く李

善注では「莊子云、風謂蛇曰、折大木、飛大屋、唯我也」と「飛大屋」に作っている。「荊南」は広く楚地方・南方地方を指す。『文選』巻五三・陸機・辨亡論・上、「呉武烈皇帝、慷慨下國、電發荊南」。

（九）晉――整理小組注は「晉」を「箭」とする。『說文解字』、「晉、進也」。段玉裁注「禮古文周禮故書、皆叚晉爲箭」。『周禮』夏官・職方、「東南曰揚州、……其利金錫竹箭」。鄭玄注「故書箭爲晉。杜子春曰、晉當爲箭、書亦或爲箭」。

（一〇）宗孫――宗孫は、一族の中の孫の事か。後代の用例であるが、中唐の盧綸「送餞従叔辭豐州幕歸嵩陽舊居」詩に「白鬚宗孫侍坐時、願持壽酒前致詞」とある。

（一一）賊――賊は、傷つく、損なう。『春秋左傳』僖公九年、「不僭不賊、鮮不爲則」。杜預注「賊、傷害也」。

（一二）……璽不使某之病已、且復――『千金翼方』巻三〇・禁蠍蜂第一八に収める「禁惡蚝螫人毒法」には「蛆似蜂著山蘗、蚝似蝸著山腹、老蚝蚑緣木枝。兄弟五人吾都知、攝汝五毒莫令移。汝不攝毒滅汝族。急急如律令」と、ここと類似する呪文を載せている。

【口語訳】

もし不幸にして蜮《よく》・まむし・蜂に刺された者は、呪文を唱えて唾を吐くこと三回、刺したものの名を名ざしして言う。「私はお前の弟兄五人、ことごとくその名を知っている。お前たちの水に居る者は鮫であり、お前たちの土に居る者は蚑であり、木に棲む者は蜂と蛅斯《ぜんし》であり、飛んで南方の地に行く者は蜮《よく》である。お前たちの箭《や》…はまだ…しない、お前を我が一族の孫としよう。私は傷ついている。お前が私の病を癒さないのならば、また……」。

本文　三八

〔●〕□□□□□□□□□□□□□□□□根一參（一）入中、孰浚（二）、飲。▨（三）

〔●〕……根一參を中に入れ、孰《よ》く浚《さら》い、飲む。

【注釈】
（一）參——三分の一斗のこと。本文八の注（六）参照。
（二）浚——浚は、水中からさらう・濾しだす・掬《すく》いだすの意。『説文解字』、「浚、抒《くむ》也」。段玉裁注「抒者挹也、取諸水中也」。『養生方』醪利中にも「一曰、爲醪、細斬漆、節各一斗、以水五……浚、以汁煮茈威……、又浚」と見える。
（三）整理小組注「帛書は、この行以下が欠損していて、行数は不明である」。

【口語訳】
……根一参（三分の一斗）を中に入れ、よくさらって（滓を除いて）飲む。

本文　三九
☐乾、乾治☐
……乾かし、乾けば冶し……

【口語訳】
……乾かし、乾いたら、つき砕いて粉末にし……

本文　四〇
〔●〕一曰、取□□□□□□□□□□魚、夕毋食、旦而食之、以厭爲故（一）、毋歠（二）汁。
〔●〕一に曰わく、……を取り……魚、夕に食らう毋かれ、旦にして之を食らい、厭《あ》くを以て故《こと》と爲し、汁を歠《の》（歠）

む毋かれ。

【注釈】

（一）以厭爲故――「厭」は、飽きる。『尙書』・洛誥「萬年猒乃德、殷乃引考」。『經典釋文』尙書音義、「厭。馬云、厭、飫也」。『國語』晉語九、「願以小人之腹爲君子之心、屬厭而已」。韋昭注「厭、飽也」。「故」の義については、『五十二病方』癃病に「以多爲故」とあり、整理小組注は「以多爲度」の意味にとる。法度、限度の意であろう。『呂氏春秋』知度篇、「非晉國之故」。高誘注「故、法也」。他の文例として、『黃帝内經素問』離合眞邪論篇、「吸則轉鍼、以得氣爲故、候呼引鍼、呼盡乃去、大氣皆出」。『黃帝内經素問』至眞要大論、「上之下之、摩之浴之、薄之劫之、開之發之、適事爲故」。王冰注「量病證候、適事用之」。

（二）歠――「歠」は「歡」。「歡」は飲む事。『說文解字』、「歡、歠《のむ》也」。本文五の注（三）参照。

【口語訳】

一方。……を取り……魚、夕方に食べてはいけない。朝にこれを食べ、飽きるまで食べてもよいが、汁を飲んではならない。

本文　四一

●一曰、刑鼈、(一)(二)飲其血、(三)烝其肉而食之。

●一に曰わく、鼈《べつ》（鼈）を刑《くび》り、其の血を飲み、其の肉を烝《む》（蒸）して之を食らう。

【注釈】

（一）刑――「刑」は、くびを斬ること。『說文解字』、「刑、剄也」。段玉裁注「刑者剄頸也、横絕之也」。『養生方』「除中益氣」にも「一曰、取白符・紅符・茯苓各二兩、薑十顆、桂三尺、皆各冶之、以美醯二斗和之、卽取刑馬膂肉十□、善脯之」と見える。

（二）鼈――「鼈」は「鼈」。鼈の肉については、『政和本草』巻二一・蟲魚部中品引く『名醫別錄』鼈甲に「肉。味甘。主傷中、益氣、補不足。生丹陽池澤、取無時」。「鼈血」の処方については、『本草綱目』巻四五・介部、「鼈。頭血、主治塗脫肛、風中血脈、口眼喎僻、小兒疳勞潮熱」。

（三）飲其血――『禮記』禮運、「昔者先王未有宮室、冬則居營窟、夏則居橧巣。未有火化、食草木之實、鳥獸之肉、飲其血茹其毛。未有麻絲、衣其羽皮」。

【口語訳】

一方。鼈《すっぽん》の首を切り、その血を飲み、その肉を蒸して食べる。

本文　四二

●一曰、取竈黄土（一）、漬以醯（二）、烝、以熨（三）〔之〕。

●一に曰わく、竈の黄土を取り、漬《ひた》すに醯《けい》を以てし、烝（蒸）して、以て〔之を〕熨《あたた》む。

【注釈】

（一）竈黄土――竈黄土は、伏龍肝（竈の釜底の下の焦げた土）のこと。『政和本草』巻五・玉石部下品引く『名醫別錄』、「伏龍肝。味辛、微溫。主婦人崩中、吐血、止欬逆、止血、消癰腫、毒氣」。同じく引く陶弘景『本草經集注』、「此竈中對釜月下黄土也。取擣篩、合葫塗癰、甚效。以竈有神、故號爲伏龍肝、幷以迂隱其名爾」。

（二）醯――「醯」は、「酢」。本文三の注（五）参照。

（三）熨――熨《い》は、中国医学の治療法の一つ。患部に温かい膏薬をはってあたためること。『黄帝内經靈樞』壽夭剛柔篇、「黄帝曰、刺寒痺内熱奈何。伯高荅曰、刺布衣者、以火焠之、刺大人者、以藥熨之。黄帝曰、藥熨奈何。伯高荅曰、用淳酒二十斤、蜀椒一升、乾

薑一斤、桂心一斤、凡四種、皆㕮咀、漬酒中、用綿絮一斤、細白布四丈、幷内酒中、置酒馬矢熅中、蓋封塗勿使泄、五日五夜、出布綿絮、曝乾之、乾復漬、以盡其汁、毎漬必晬其日、乃出乾、乾幷用滓與綿絮、複布爲複巾、長六七尺、爲六七巾、則用之、生桑炭炙巾、以熨寒痺所刺之處、令熱入至于病所、寒復炙巾以熨之、三十遍而止、汗出以巾拭身、亦三十遍而止、起歩内中、無見風、毎刺必熨、如此病已矣、此所謂内熱也」。また、『史記』巻一〇五・扁鵲倉公列傳、「扁鵲乃使弟子子陽厲鍼砥石、以取外三陽五會。有閒、太子蘇、乃使子豹爲五分之熨、以八減之齊和煮之、以更熨兩脅下」。索隱「五分之熨、八減之齊、案言五分之熨者、謂熨之、令温暖之氣入五分也」。

【口語訳】

一方。竈の黄色い土を取り、酢にひたして、蒸して、それで（患部を）温める。

本文　四三

●一曰、取闌葉（一）、産壽（二）、烝、熨之。

●一に曰わく、闌（蘭）の葉を取り、産《なま》（生）にて壽《つ》（擣）き、烝（蒸）して、之を熨《あたた》む。

【注釈】

（一）闌葉――「闌」は「蘭」。「蘭葉」は、本草薬の中に見えない。あるいは「蘭草」か。『政和本草』巻七・草部上品之下引く『神農本草經』、「蘭草。味辛、平。主利水道、殺蠱毒、辟不祥。久服、益氣、輕身、不老、通神明。一名水香」。また、あるいは「藍葉」か。『政和本草』巻七・草部上品之下引く『神農本草經』、「藍實。味苦、寒。主解諸毒、殺蠱蚑疰鬼螫毒。久服、頭不白、輕身」。同じく引く『名醫別錄』、「其葉汁殺百藥毒、解狼毒射罔毒、其莖葉可以染青、生河内平澤」。なお、本文三三には「闌（蘭）實」が用いられている。

（二）産――「産」は「生」。『説文解字』、「産、生也」。『養生方』「走」にも「一曰、行宿、……即禹歩三、曰以産荊長二寸、周晝中」

と同じ用例が見える。

【口語訳】

一方。蘭の葉を取り、生《なま》のまま搗《つ》いて、蒸して、（患部を）温める。

本文　四四

●一曰、取丘引之矢（一）、烝、以熨之。

●一に曰わく、丘《きゅう》（蚯）引《いん》（蚓）の矢《し》を取り、烝（蒸）して、以て之を熨《あたた》む。

【注釈】

（一）丘引之矢――「丘引」は、「蚯蚓」の仮借。『政和本草』巻二二・蟲魚部下品引く『神農本草經』、「白頸蚯蚓。味鹹、寒。主蛇瘕、去三蟲伏尸、鬼疰蠱毒、殺長蟲、仍自化作水」。同じく引く陶弘景『本草經集注』、「白頸、是其老者爾、取破去土、鹽之日暴、須臾成水、道術多用之、溫病大熱狂言、飲其汁皆差、與黃龍湯療同也、其屎呼爲蚓螻」。「矢」は、「屎《し》」（糞）の仮借。『春秋左傳』文公十八年、「弗聽、乃入、殺而埋之馬矢之中」。『莊子』人閒世、「夫愛馬者、以筐盛矢、以蜄盛溺」。『經典釋文』莊子音義、「盛矢。矢或作屎、同」。『史記』巻八一・廉頗列傳、「廉將軍雖老、尚善飯、然與臣坐、頃之、三遺矢矣」。索隱「謂數起便也。矢、一作屎」。しかし、蚯蚓の矢の薬効についての記述は、本草書中に見えない。なお、白頸蚯蚓は『養生方』一三「去毛方」本文二にも見え、「矢」についても『養生方』二八「走」本文一に「大如羊矢」とある。

【口語訳】

一方。蚯蚓《みみず》の糞を取り、蒸して、（患部を）温める。

参考文献

馬王堆漢墓帛書整理小組編『馬王堆漢墓帛書　導引図』文物出版社、一九七九年
山田慶兒編『新発現中国科学史資料の研究　訳注篇』京都大学人文科学研究所、一九八五年
山田慶兒編『新発現中国科学史資料の研究　論考篇』京都大学人文科学研究所、一九八五年
石田秀実『中国医学思想史　もう一つの医学』東京大学出版会、一九九二年
坂出祥伸編『新出土資料による中国古代医学の研究　張家山出土漢簡を中心に』平成六年度科学研究費補助金一般（B）研究成果報告書、一九九五年
湖南省博物館・中医研究院医史文献研究室「馬王堆三号漢墓帛画導引図的初歩研究」『文物』一九七五年六月号、文物出版社
唐蘭「馬王堆帛書『却穀食気篇』考」『文物』一九七五年六月号、文物出版社
沈寿「談西漢帛画『導引図』中的引熕」『文物』一九七九年九月号、文物出版社
唐蘭「試論馬王堆三号漢墓出土導引図」『馬王堆漢墓帛書・導引図』文物出版社、一九七九年
李建民「馬王堆漢墓帛書『禹蔵埋胞図』箋証」『中央研究院歴史語言研究所集刊』第六五本第四分冊、中央研究院歴史語言研究所、一九九四年
赤堀昭「馬王堆帛書『五十二病方』中の湯と膏の調製に用いられた操作」『日本医史学雑誌』第三一巻第一号、日本医史学会、一九八五年
張家山漢簡整理組「張家山漢簡『引書』釈文」『文物』一九九〇年一〇月号、文物出版社

李学勤「『引書』与『導引図』」『文物天地』一九九一年二月号、文物出版社
坂出祥伸「災いを避ける歩行術＝禹歩」『「気」と養生』一九九三年、人文書院
大野裕次「『日書』における禹歩と五画地の再検討」『東方宗教』一〇八号、二〇〇六年、日本道教学会

以上は、本訳注を作成するに当たって直接に参照した論著である。その他の馬王堆医書関係論著については、以下のものを参照されたい。

近藤浩之「馬王堆漢墓関係論著目録」『中国出土資料研究』創刊号、中国出土資料研究会、一九九七年
近藤浩之「馬王堆漢墓関係論著目録の訂正と追加」『中国出土資料研究』第二号、中国出土資料研究会、一九九八年

著者略歴

白杉悦雄（しらすぎ　えつお）

1951年、北海道生まれ。1975年中央大学法学部卒業。1994年京都大学大学院文学研究博士課程終了。1997年、文学博士。現在、東北芸術工科大学デザイン工科学部教授。

主な論著：『東アジアの本草と博物学の世界』（共著、思文閣出版、1995年）、『歴史の中の病と医学』（共著、思文閣出版、1997年）、『中国技術史の研究』（共著、京都大学人文科学研究所、1998年）、『現代語訳　黄帝内経霊枢』（監訳、東洋学術出版社、2000年）、『近代日本の身体感覚』（共著、青弓社、2004年）、「江戸の体内想像図――『飲食養生鑑』と『房事養生鑑』」（『解剖学雑誌』第8巻第1号、2006年）など。

坂内栄夫（さかうち　しげお）

1958年生まれ。京都大学大学院文学研究科博士後期課程退学の後、京都大学文学部助手を経て、現在岐阜大学教育学部教授。文学博士。

主な論著：「『秘書監致仕呂府君墓誌銘并序』をめぐって」（『中国思想史研究』29、2009年）、「『百丈広録』覚書」（『岐阜大学教育学部研究報告.人文科学』58-1、2009年）、『百丈広録校注稿』（岐阜大学教育学部哲学研究室、2010年）など。

馬王堆出土文献訳注叢書《まおうたいしゅつどぶんけんやくちゅうそうしょ》

却穀食気《きゃくこくしょっき》・導引図《どういんず》・養生方《ようじょうほう》・雑療方《ざつりょうほう》

二〇一一年二月二八日　初版第一刷発行

著　者●白杉悦雄・坂内栄夫
編　者●馬王堆出土文献訳注叢書編集委員会

発行者●山田真史
発行所●株式会社東方書店
東京都千代田区神田神保町一―三　〒一〇一―〇〇五一
電話〇三―三二九四―一〇〇一
営業電話〇三―三九三七―〇三〇〇
振替〇〇一四〇―四―一〇〇一
装　幀●戸田ツトム
印刷・製本●株式会社フクイン
定価はカバーに表示してあります

ISBN 978-4-497-21008-1 C3347

馬王堆出土文献訳注叢書

馬王堆出土文献訳注叢書編集委員会…池田知久／江村治樹／工藤元男／鶴間和幸／平勢隆郎

A5判　上製カバー装

◆老子『老子』甲本・乙本　池田知久　定価六七二〇円（本体六四〇〇円）978-4-497-20605-3

◆五行・九主・明君・徳聖　老子甲本巻後佚書　齋木哲郎　定価四八三〇円（本体四六〇〇円）978-4-497-20713-5

黄帝四経　『老子』乙本巻前佚書（『経法』『十六経』『称』『道原』）　廣瀬薫雄

周易経伝　『六十四卦』『二三子問』『繋辞』『易之義』『要』『繆和』『昭力』　近藤浩之・李承律

◆春秋事語　野間文史　定価三九九〇円（本体三八〇〇円）978-4-497-20703-6

戦国縦横家書　『戦国縦横家書』　大西克也・大櫛敦弘

足臂十一脈灸経他　『足臂十一脈灸経』『脈法』『陰陽脈死候』『陰陽十一脈灸経』甲本・乙本　林克・浦山きか

◆五十二病方　小曽戸洋・長谷部英一・町泉寿郎　定価五〇四〇円（本体四八〇〇円）978-4-497-20709-8

◆却穀食気・導引図・養生方・雑療方　坂内栄夫・白杉悦雄　定価四四一〇円（本体四二〇〇円）978-4-497-21008-1

胎産書・十問他　『胎産書』『十問』『合陰陽』『雑禁方』『天下至道談』　大形徹

◆印既刊